Stretching

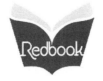

Stretching

Béatrice Lassarre

esenciales

ROBIN
BOOK

© 2016, Béatrice Lassarre

© 2016, Redbook Ediciones, s. l., Barcelona

Diseño de cubierta e interior: Regina Richling

ISBN: 978-84-9917-400-6

Depósito legal: B-18.215-2016

Impreso por Sagrafic, Plaza Urquinaona 14, 7º-3ª 08010 Barcelona

Impreso en España - *Printed in Spain*

Índice

Introducción

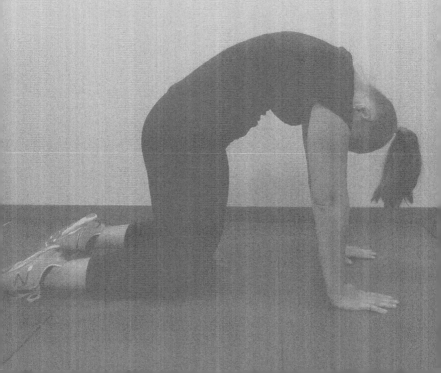

Stretching o estiramiento designa a un tipo de gimnasia suave destinada a relajar, flexionar y estirar nuestro cuerpo, y no sólo la musculatura, sino también las articulaciones y los ligamentos.

Sin duda la edad es uno de los factores que más influyen a la hora de tener una buena flexibilidad muscular. En la infancia y adolescencia se tiene mayor flexibilidad que en la edad adulta, y más aún que en la vejez. Las mujeres tienden a tener mayor flexibilidad que los hombres, debido a las diferencias hormonales y al desarrollo muscular menor.

Las personas activas, sean de la edad que sean, suelen ser más flexibles que las inactivas, debido a que los tejidos conectivos de estos últimos tienden a acortarse por las posiciones regulares y tónicas del músculo.

Es cierto que cada persona, ya sea por su trabajo diario o por su genética, tiene un mayor o menor grado de flexibilidad. Pero esto puede revertirse con un entrenamiento regular de stretching.

Este libro reúne las reglas básicas acerca de la puesta en forma y de su mantenimiento a lo largo de una serie de sencillos ejercicios que cualquier persona podrá realizar en su hogar o en su gimnasio. La información aquí contenida le animará a iniciarse en esta práctica regular y a mantenerla en el tiempo. Con ello redundará en una mejora de su salud y le evitará caer en lesiones.

Gracias a la práctica regular del stretching mejorará su flexibilidad general y su tono muscular. Notará los músculos más relajados y conseguirá divertirse. El cuerpo humano tiende a conocer tan sólo aquello que le es familiar y habitual, no necesariamente aquello que más le conviene. A menudo se echa atrás o renuncia cuando se le presenta un mayor grado de dificultad. Haga que su cuerpo acepte el desafío y cambie de actitud. Se lo agradecerá con el tiempo.

1. Un cuerpo en forma

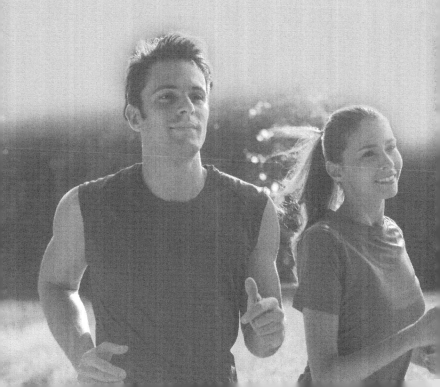

El cuerpo humano es una máquina compleja en la que confluyen diversos aparatos y sistemas que interactúan entre ellos de forma coordinada.

El sistema circulatorio es el que se encarga de mover la sangre, los nutrientes, el oxígeno, el dióxido de carbono, alrededor del cuerpo humano. Sus principales órganos son el corazón, la sangre, los vasos sanguíneos, venas y arterias.

El sistema digestivo se encarga de descomponer los nutrientes y forman parte de él la boca, el esófago, el estómago, el intestino delgado y grueso, el recto y el ano. El hígado y el páncreas juegan un papel importante produciendo los jugos que ayudan en la descomposición de los alimentos.

El sistema endocrino está compuesto por una serie glándulas que secretan hormonas que viajan a los distintos tejidos regulando las funciones propias del metabolismo.

El sistema inmunológico supone la defensa del organismo contra virus, bacterias y otros patógenos que puedan ser perjudiciales. En este entramado defensivo juegan un papel fundamental los nodos linfáticos, el bazo, la médula ósea, los linfocitos, el timo, los leucocitos y los glóbulos blancos de la sangre.

El sistema linfático también juega un papel importante también en las defensas del cuerpo, ya que es el responsable de crear y mover la linfa, un fluido que contiene los glóbulos blancos que ayudan a luchar contra las infecciones.

Con el fin de controlar las acciones conscientes e inconscientes trabaja el sistema nervioso enviando señales a distintas partes del cuerpo. El sistema nervioso central está compuesto por el cerebro y la médula espinal, mientras que el sistema nervioso periférico está formado por los nervios que conectan cada parte del cuerpo con el sistema nervioso central.

El sistema reproductivo es el encargado de llevar a cabo la reproducción. Que, en el masculino, tiene en el pene y los testículos sus principales órganos, mientras que en el femenino está representado por la vagina, el útero y los ovarios.

El sistema esquelético está formado por una serie de huesos conectados mediante tendones, ligamentos y cartílagos. El esqueleto no sólo favorece el movimiento sino que también está involucrado en la producción de células sanguíneas y en el almacenamiento del calcio.

El sistema respiratorio permite captar oxígeno del exterior y expulsar el dióxido de carbono del cuerpo. Al tomar oxígeno el cuerpo puede respirar y por tanto la vida se hace presente en cada célula del organismo. Los principales órganos de este sistema son la tráquea, el diafragma y los pulmones.

Quien se ocupa de excretar la orina, el producto de deshecho que se forma en el cuerpo, es el sistema urinario. Está formado por los riñones, los uréteres, la vejiga, los esfínteres y la uretra. La orina se produce en los riñones y viaja a través de los uréteres para salir expulsada a través de la uretra.

El sistema muscular está formado básicamente por los músculos, que son los encargados de producir el movimiento. Hay tres tipos de músculo: el músculo esquelético, que está conectado al hueso y ayuda al movimiento voluntario; el músculo liso, que se encuentra dentro de los órganos y ayuda a mover las substancias a través de los mismos; y el músculo cardiaco, encontrado en el corazón, que ayuda a bombear la sangre.

El esqueleto y el aparato muscular

Los dos sistemas más importantes de la actividad deportiva son el esqueleto y el sistema muscular.

El sistema muscular permite que el esqueleto se mueva, mantenga su estabilidad y la forma del cuerpo. En los vertebrados se controla a través del sistema nervioso, aunque algunos músculos puedan funcionar de manera autónoma. El cuerpo humano tiene un 40% aproximado de masa muscular. El sistema muscular es responsable de:

- Locomoción: Efectuar el desplazamiento de la sangre y el movimiento de las extremidades.
- Actividad motora de los órganos internos: El sistema muscular es el encargado de hacer que todos nuestros órganos desempeñen sus funciones, ayudando a otros sistemas como por ejemplo al sistema cardiovascular.
- Información del estado fisiológico: Por ejemplo, un cólico renal provoca contracciones fuertes del músculo liso generando un fuerte dolor, signo del propio cólico.
- Mímica: El conjunto de las acciones faciales, también conocidas como gestos, que sirven para expresar lo que sentimos y percibimos.
- Estabilidad: Los músculos, conjuntamente con los huesos permiten al cuerpo mantenerse estable, mientras permanece en estado de actividad.
- Postura: El control de las posiciones que realiza el cuerpo en estado de reposo.
- Producción de calor: Al producir contracciones musculares se origina energía calórica.

- Forma: Los músculos y tendones dan el aspecto típico del cuerpo.
- Protección: El sistema muscular sirve como protección para el buen funcionamiento del sistema digestivo y de los órganos vitales.

Los huesos se hallan unidos en las articulaciones de distintas formas. Los ligamentos actúan como fuertes bandas elásticas que mantienen unidas las articulaciones.

La mayor parte de las articulaciones son esféricas o de tipo cóncavo convexo, como los hombros y la cadera. También las hay de tipo bisagra, como la rodilla. Otras articulaciones son deslizantes, como la muñeca y el tobillo, o de tipo pivote, como la primera vértebra cervical. Las vértebras se hallan amortiguadas y separadas por discos cartilaginosos que absorben los golpes que se producen en la columna vertebral. En las extremidades, la mayoría de superficies articulares se hallan protegidas por cartílagos y humores que forman las llamadas cápsulas sinoviales.

Todas las articulaciones poseen una amplitud activa de movimiento, gracias a los músculos que se contraen alrededor, y una amplitud pasiva de movimiento. Una amplitud activa de movimiento es hasta dónde se puede mover una articulación conscientemente mediante la contracción de los músculos. En cambio, una amplitud pasiva hace referencia al movimiento adicional que tiene lugar en una articulación y que no se puede controlar conscientemente. La manipulación y la movilización, practicadas por profesionales expertos, pueden conseguir la amplitud pasiva de movimiento en las articulaciones.

Las lesiones musculares suelen dar lugar a rigidez debido a la pérdida o la disminución de la amplitud pasiva de movimiento en las articulaciones subyacentes. Hasta que no se alcancen tanto la amplitud activa como la amplitud pasiva de movimiento se experimentará rigidez en las articulaciones y riesgo de lesiones.

Enfermedades y dolencias musculares

Algunas enfermedades y dolencias que afectan al sistema muscular son:

- **Desgarro:** Ruptura del tejido muscular.
- **Calambre:** Contracción espasmódica involuntaria, que afecta a los músculos superficiales.
- **Esguince:** Lesión producida por un daño moderado o total de las fibras musculares.
- **Distrofia muscular:** Degeneración de los músculos esqueléticos.
- **Atrofia:** Pérdida o disminución del tejido muscular.
- **Hipertrofia:** Crecimiento o desarrollo anormal de los músculos, produciendo en algunos casos serias deformaciones. No obstante, la hipertrofia muscular controlada es uno de los objetivos del culturismo.
- **Poliomielitis:** Conocida comúnmente como polio. Es una enfermedad producida por un virus, que ataca al sistema nervioso central, y ocasiona que los impulsos nerviosos no se transmitan y las extremidades se atrofien.
- **Miastenia:** Es un trastorno neuromuscular que se caracteriza por una debilidad del tejido muscular.

El tejido muscular

Los músculos representan la parte activa del aparato locomotor. Existen más de seiscientos músculos en el cuerpo humano y son de tres tipos: cardiacos, lisos (funcionan sin estímulo voluntario, como el estómago) y esqueléticos (los unidos a los huesos y que permiten el movimiento).

Los músculos esqueléticos o estriados son de carácter voluntario, lo que significa que puede ser controlado su movimiento. Suelen colaborar con los huesos para darle al cuerpo la fuerza y la potencia necesaria. En la mayoría de los casos, un músculo esquelético forma la parte externa del hueso al cual está unido mediante los tendones.

El tejido muscular posee las propiedades de excitación, contractilidad, extensibilidad y elasticidad.

La excitación se refiere a la capacidad que tiene el tejido muscular para recibir estímulos y responder a ellos.

La propiedad de la contractilidad se refiere a la capacidad que tienen los músculos para acortarse cuando reciben un estímulo de intensidad adecuada. La fibra muscular puede acortarse, en la mayoría de los casos, hasta la mitad de su longitud en reposo.

El músculo esquelético tiene la capacidad de distenderse y estirarse como una banda elástica: es lo que se conoce como extensibilidad. El músculo puede estar estirado hasta que adquiera una longitud que represente la mitad de su largo normal en reposo.

La elasticidad representa la habilidad del músculo para regresar a su longitud normal después de experimentar una contracción o extensión. Es una propiedad que también poseen los tendones.

Los músculos según su acción

Según sea la acción del músculo se clasifican en:

- Flexores para la flexión.
- Extensores para la extensión.
- Abductores para la abducción o separación del plano de referencia.
- Aductores para la aducción o acercamiento al plano de referencia.
- Rotadores para la rotación, en la que veremos dos tipos de movimiento, pronación y supinación.
- Fijadores o estabilizadores, que mantienen un segmento en una posición, pudiendo usar una tensión muscular hacia una dirección o varias a la vez.

Cuando realizamos ejercicio es importante estirar y fortalecer todos los músculos en toda su amplitud, ya que las actividades cotidianas raramente desempeñan esta función, lo que puede dar lugar a atrofia debido a la adaptación de los músculos más profundos. Esta atrofia puede causar la rigidez típica que experimenta la persona que se va haciendo mayor. El stretching regular, el fortalecimiento de los músculos y la mejora de la forma física pueden paliar estos efectos.

Los principales músculos

En nuestro organismo se alojan aproximadamente unos 650 músculos, que suponen hasta el 45% del peso corporal.

Músculos de la cabeza

- Frontal: Eleva las cejas; arruga la frente horizontalmente.
- Occipital: Tira del el cuello cabelludo sujetándolo posteriormente.
- Orbicularis oculi: Protege los ojos de la luz intensa y las lesiones; varias partes se pueden activar individualmente; produce el parpadeo; entrecierra los ojos, y conforma las cejas inferiormente.
- Cigomático: Eleva las esquinas de la boca (músculo de la risa).
- Orbicularis oris: Cierra los labios; sobresale los labios (músculo de besar y silbar).
- Temporal: Cierra la mandíbula; eleva y retracta la mandíbula; mantiene la posición de la mandíbula cuando descansa.
- Maseter: El músculo principal de cierre de la mandíbula; eleva la mandíbula.

Músculos del cuello-hombros

- Platisma: Ayuda a abatir la mandíbula; hala el labio inferior hacia atrás y hacia abajo; tensa la piel del cuello.
- Esternohioido: Abate la laringe y el hueso ioides si la mandíbula está fija; puede también flexionar el cráneo.
- Esternocleidomastoideo: Músculo principal de flexión de la cabeza; la contracción simultánea de ambos músculos produce la flexión del cuello; actuando solos, abaten la cabeza lateralmente hacia los hombros en movimientos opuestos inclinándola cada uno por su lado.

- Trapecio: Estabiliza, retracta, eleva y rota la escápula (omóplato).
- Deltoide: Motor primario de abducción del brazo cuando todas sus fibras se contraen al mismo tiempo; antagonista del pectoral mayor (ver mas abajo) que aduce el brazo; participa en los movimientos oscilatorios de los brazos cuando se camina en dependencia de si están activas las fibras anteriores o posteriores del músculo.

Músculos del tórax

- Intercostales: Los intercostales externos, con la primera costilla fija, halan las costillas unas hacia las otras para elevar la caja torácica; ayudan en la inspiración del aire. Los intercostales internos son antagonistas de los externos y abaten la caja torácica; ayudan a la expiración.
- Pectoral menor: Con las costillas fijas, trae la escápula hacia adelante y hacia abajo; con la escápula fija hala la caja torácica superiormente.
- Serrato anterior: Mantiene la escápula junto a la pared torácica; rota la escápula de forma que su ángulo inferior se mueve lateralmente y hacia arriba; juega un papel importante en la abducción y elevación del brazo así como en su movimiento horizontal (dar puñetazos); por ello se conoce como el «músculo del boxeador».
- Pectoral mayor: Motor primario de la flexión del brazo; rota el brazo medialmente; produce la aducción del brazo sometido a resistencia; con la escápula fija eleva la caja torácica.

Músculos del abdomen

- Recto mayor abdominal: Flexiona y rota la región lumbar de la columna vertebral; fija y deprime las costillas; estabiliza la pelvis al caminar; incrementa la presión abdominal interna.
- Oblicuo externo abdominal: Cuando el par se contrae simultáneamente ayuda al recto mayor a flexionar la columna vertebral y a aumentar la presión intraabdominal comprimiendo la pared del abdomen; actuando individualmente, ayuda a los músculos de la espalda en la rotación del tronco y la flexión lateral.
- Oblicuo interno abdominal: Como el oblicuo externo.
- Transverso abdominal: Comprime el contenido abdominal.

Músculos de la espalda

- Redondo mayor: Rota medialmente y aduce el brazo.
- Dorsal ancho: Participa en la espiración, especialmente al toser; extensor y potente aductor del brazo; rota medialmente el brazo en el hombro; deprime la escápula. Debido a estas funciones es un músculo muy importante para nadar y martillar.
- Romboides mayor: Ayuda a estabilizar la escápula; retracta la escápula tirando de ella hacia la columna vertebral y también la rota y baja.
- Infraespinoso: Ayuda a mantener la estabilidad de la articulación del hombro; rota horizontalmente (transversal) el brazo en el hombro.

Músculos de los brazos

- Tríceps braquial: Extensor poderoso del brazo; asiste en la aducción del brazo.
- Bíceps braquial: Flexiona la articulación del codo y supina el antebrazo; flexor débil del brazo en el hombro.
- Braquial: El flexor mayor del antebrazo; eleva el cúbito (uno de los dos huesos del antebrazo) mientras el bíceps eleva el radio (el otro hueso del antebrazo).
- Braquiorradial: Sinergista en la flexión del antebrazo; durante las flexiones y extensiones rápidas estabiliza el codo.
- Pronador redondo: Prona el antebrazo; flexor débil del codo.
- Palmar mayor: Poderoso flexor de la muñeca, abducta la mano; sinergista débil de la flexión del codo.
- Palmar menor: Flexor débil de la muñeca; tensa la piel de la palma de la mano durante los movimientos de esta; sinergista débil de la flexión del codo.
- Flexor cubital del carpo: Poderoso flexor de la muñeca; también aduce la mano en conjunto con el músculo cubital posterior; estabiliza la muñeca cuando se extienden los dedos.
- Extensor cubital del carpo: Extiende la muñeca y la aducta en conjunto con otros músculos.

Músculos de las caderas

- Glúteo medio: Abduce y rota el muslo medialmente; estabiliza la pelvis y es un músculo muy importante al caminar.
- Glúteo mayor: Extiende y rota el fémur (hueso del mus-

lo); eleva y sostiene la pelvis. Es el principal interventor de nuestra posición erguida.

Músculos de las piernas

- Aductor mayor: La parte anterior aducta, rota medialmente y flexiona el muslo; la parte posterior es sinergista del tendón de la corva en la extensión del muslo.
- Aductor largo: Aducta, flexiona y rota medialmente el muslo.
- Pectineo: Aducta, flexiona y rota medialmente el muslo.
- Grácil: Aducta el muslo, flexiona y rota medialmente la pierna especialmente cuando se camina.
- Recto femoral: Extiende la rodilla y flexiona el muslo en la cadera.
- Sartorio: Flexiona, abducta y rota lateralmente el muslo; flexiona la rodilla sin mucha fuerza, es conocido como «músculo del sastre» ya que ayuda a cruzar las piernas.
- Peroneo largo: Flexiona el pie a lo largo de la pierna y rota el pie lateralmente.
- Semitendinoso: Extiende el muslo en la cadera y flexiona la rodilla, y junto al músculo semimembranoso rota la pierna medialmente.
- Semimembranoso: Extiende el muslo y flexiona la rodilla; rota la pierna medialmente.
- Gastrocnemio: Flexiona el pie cuando la rodilla está extendida.
- Sóleo: Flexiona los pies; es un músculo muy importante para mantener la postura y para la locomoción cuando se camina, corre o baila.

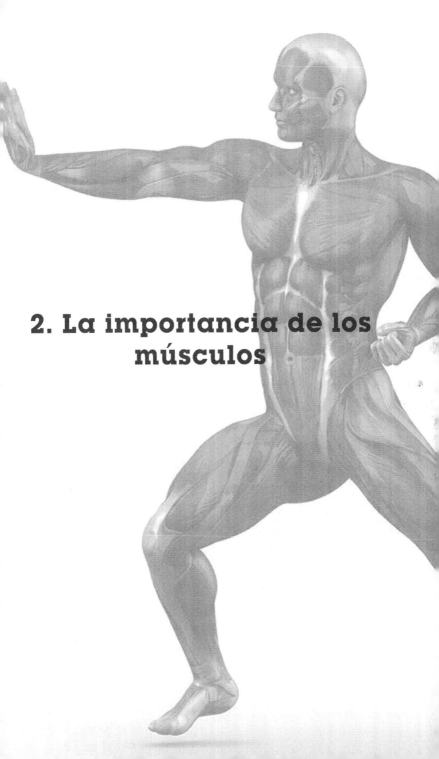

2. La importancia de los músculos

Los músculos pueden compararse a unas cuerdas que ejercen fuerza cuando tiran, no empujando. Los músculos no pueden alargarse por sí mismos: tan sólo pueden relajarse y contraerse. Cuando un músculo se contrae, mueve una articulación. Algunos músculos esqueléticos, no obstante, se contraen levemente de forma constante.

Los músculos de la espalda, por ejemplo, tienden a distenderse y necesitan estirar de forma constante. Es por ello que precisan más ejercicios de stretching que los abdominales.

Con la edad, los músculos posturales, aquellos que nos sustentan cuando estamos de pie o sentados, tienden a distenderse ya que los músculos fásicos (los que se hallan en actividad cuando nos movemos) suelen debilitarse y perder tono.

Entre los músculos posturales se encuentra el grupo muscular de la corva, el grupo erector de la columna, el psoas ilíaco y los pectorales situados en el tórax. Entre los fásicos se halla el cuádriceps, los abdominales y el tibial anterior. Según sea la posición de pie, así se emplearán los músculos, por lo que es posible que muchas veces no se empleen correctamente y no presenten el tono que debería caracterizarles.

Todos los músculos tienden a perder tono a medida que se envejece, y es que los tejidos conjuntivos y las fascias que los recubren, unen y sostienen los músculos, tienden a perder elasticidad. Una posición correcta puede ayudar a conservar el tono muscular y disminuir el impacto de la gravedad sobre los cuerpos, que debilita los músculos.

Béatrice Lassarre

Pero además de perder tono, los músculos también tienden a acumular grasa, especialmente en el abdomen y las caderas, si bien hay otros factores que inciden en este proceso, como una mala dieta y un cambio hormonal. Se puede atenuar este proceso con una combinación de ejercicio regular, stretching y una alimentación sana.

Estar en forma

Todas las personas, independientemente de cuál sea su edad o condición física pueden beneficiarse del ejercicio. Sólo es preciso someterse previamente a un reconocimiento médico y empezar de manera suave.

Las propiedades fisiológicas básicas de los músculos de hombres y mujeres son muy similares, si bien se diferencian en aspectos como la fuerza, el nivel de grasas y la flexibilidad del cuerpo.

La fuerza

La fuerza muscular es la capacidad que tiene el músculo o conjunto de músculos de ofrecer una mayor resistencia con un solo esfuerzo. La fuerza se puede medir en base a la cantidad de peso que se levanta. Se puede clasificar como sigue:

- Fuerza-máxima (o pura): Es la fuerza más elevada que el sistema neuromuscular puede desarrollar mediante una contracción voluntaria. Prevalece el componente de la carga sin tener en cuenta la velocidad.
- Fuerza-velocidad: Es la capacidad del sistema neuromuscular para superar una resistencia con una deter-

minada rapidez de contracción. Prevalece el componente de la velocidad con disminución de la carga.

- Fuerza resistencia: Es la capacidad del organismo para oponerse a la fatiga de larga duración. Carga y velocidad mantienen unos valores medios y constantes respecto a un periodo de tiempo relativamente largo. En este caso, aparte la intervención muscular, resulta necesario el apoyo orgánico o bien la funcionalidad cardio circulatoria y respiratoria.

Gracias a la testosterona, los hombres tienden a desarrollar una mayor masa muscular. No obstante, el tamaño de un músculo no es indicador fiable de su fuerza.

La fuerza que una persona es capaz de manifestar depende de varios factores:

- Palancas: El cuerpo humano está integrado por una serie de palancas que permiten desarrollar el trabajo mecánico. Una palanca consta de un brazo de resistencia y otro de potencia: cuanto más alejado se encuentre la aplicación de la resistencia, tanto mayor será necesario el desarrollo de fuerza. Y cuanto mayor sea el brazo de fuerza o potencia, tanto menor será la necesidad de aplicar fuerza tanto para mantener o desplazar una oposición.

- Masa muscular: Existe una correlación entre la masa muscular y la capacidad para elevar un peso. Esta correlación se manifiesta con índices de fuerza a medida que se incrementa el peso corporal, lo que significa que las personas con menor peso corporal presentan una mayor fuerza relativa en relación a los pesos superiores.

- Sexo y edad: Entre los más jóvenes no hay diferencias significativas entre la fuerza de su masa muscular. El incremento de la dinámica de la secreción hormonal que se empieza a producir aproximadamente a los 12, 13 años y con la finalización de la mielinización, la fuerza muscular se incrementa. A partir de los 50 años la fuerza decrece y con ella la desaparición de moto neuronas y de fibras musculares de contracción rápida.

- Tipo de fibra muscular: Existe una elevada correlación entre la fuerza muscular con el tipo de fibra que entra en juego. La masa muscular fuerte presenta una elevada capacidad de contracción, mientras que un velocista desarrolla unos elevados niveles de tensión muscular.

- Motivación emocional: Distintos factores emocionales como la responsabilidad ante una situación estresante, el miedo o la desesperación pueden elevar los niveles de fuerza hasta un grado insospechado.

Nivel de grasas

El cuerpo de la mujer suele presentar, por lo general, un nivel de grasas superior al hombre. Mientras que el nivel de grasas de un hombre adulto suele ser de un 10 o 15% de su cuerpo, el de una mujer adulta y sana puede llegar al 25%. Al envejecer, tanto hombres como mujeres ven aumentar su tejido adiposo, y no necesariamente debido a razones fisiológicas, ya que también depende del estilo de vida que se lleve. El ejercicio regular y la condición física influyen de manera directa en el nivel de grasa corporal.

Flexibilidad

La flexibilidad muscular es la capacidad de realizar movimientos con grandes amplitudes. Mediante la realización consecuente de determinados ejercicios de extensión y fortalecimiento durante el entrenamiento deportivo se mejora la flexibilidad y se alcanza la amplitud de movimiento.

Cada disciplina deportiva exige del atleta una buena flexibilidad de todas las articulaciones. Por tanto, el entrenamiento de la flexibilidad deberá ser mayor en aquellas disciplinas para las cuales tenga una mayor importancia.

Para aumentar la flexibilidad del cuerpo hay que tener en cuenta:

- Entrenar lo más a menudo posible. La flexibilidad desaparece cuando se entrena con mucha irregularidad (con mucha diferencia de tiempo).

- Realizar los ejercicios de flexibilidad de forma tal que mediante repetidas oscilaciones se logre progresivamente la amplitud máxima del movimiento. No obstante puede entrenarse también de manera que, por ejemplo, durante la flexión del tronco se permanezca en la posición de flexión hasta contar hasta tres. Sólo entonces se retorna a la posición inicial.

- No escoger solamente aquellos ejercicios que mejoran con la influencia del peso corporal o con la ayuda del compañero. Buscar ante todo para el entrenamiento aquellos ejercicios que fortalecen los músculos que intervienen en la realización del movimiento.

Por lo general, las mujeres tienden a ser más flexibles que los hombres. Hay varias causas plausibles que lo atribuyen: se piensa que las hormonas femeninas contribuyen a esta cualidad. Con el paso del tiempo resulta más difícil aumentar la flexibilidad en ambos sexos: las alteraciones fisiológicas del tejido conjuntivo contribuyen a la rigidez de la musculatura. Por el contrario, cuanto más ejercicio se practique, menor rigidez sucederá y menor será también el anquilosamiento de las articulaciones.

En cambio, adultos y niños comparten la misma estructura muscular y fisiológica básica. Lo que los diferencia es la capacidad del músculo de crecer y alargarse en el niño a medida que crecen las placas óseas subyacentes, permitiendo su crecimiento longitudinal.

Una de las diferencias entre el sistema muscular de los adultos y el de los niños es la relativa elasticidad de los tejidos. Los ligamentos que sujetan las articulaciones no alcanzan la madurez hasta la adolescencia tardía, lo que significa que los niños son más flexibles que los adultos. También, el tejido conjuntivo es menos fibroso y contiene más fluido en la adolescencia. Por tanto, las lesiones de estos tejidos se curan antes cuanto más joven es la persona.

Sucede en ocasiones que el niño, en su época adolescente, sufre ciertos dolores que corresponden a un desequilibrio entre el ritmo de crecimiento de los huesos en relación con el de los músculos. Y es que estos crecen más rápido que los músculos que, a su vez, crecen con mayor rapidez que las vainas que recubren los nervios. Estas desigualdades en los ritmos de crecimiento de unas estructuras y de otras se ponen especialmente de manifiesto cuando los niños experimentan un crecimiento rápido.

Algunas personas tienden a ser más musculosas que otras. Esto es debido a dos características principales: la complexión del cuerpo y el tono muscular.

La complexión

La complexión corporal tiene mucha importancia ya que se trata de un parámetro que incide en el peso corporal total. Una persona con complexión grande tendrá más peso corporal debido a su estructura ósea y muscular. En cambio, una persona delgada tendrá menor peso por su estructura ósea y muscular.

Debido a eso algunas personas pueden aparentar mayor o meno peso independientemente de cuáles sean sus medidas corporales. No hay que olvidar también que la complexión viene determinada por la genética, por tanto es algo que no puede cambiarse.

Los distintos tipos de complexión corporal pueden clasificarse en:

- Ectomorfo: Se caracterizan por ser personas delgadas, de pecho plano, apariencia joven, delicados, altos, ligeramente musculosos, con metabolismo acelerado y problemas para ganar peso. Sus porcentajes grasos son bajos, las extremidades son larguísimas, las costillas delgadas y prominentes y con poca masa muscular.

- Mesomorfo: Cuerpo duro y musculoso, apariencia madura, forma rectangular, piel gruesa, postura erguida, gana y pierde peso con facilidad, almacena grasa en todo su cuerpo parejo, sus músculos pueden crecer rápidamente, metabolismo regular. Chicas/os bien proporcionados y atléticos. Habitualmente su tórax es ancho y está más desarrollado que el abdomen y brazos.

- Endomorfo: Cuerpo blando, músculos subdesarrollados, forma redonda, sistema digestivo sobre-desarrollado, tienen problemas para perder peso, generalmente ganan musculatura con facilidad y un metabolismo lento. Tendencia a la obesidad, sus extremidades son cortas y con poco relieve muscular.

La mayoría de las personas presentan atributos de cada tipo de complexión, pero para una persona alta y delgada es más difícil desarrollar la musculatura al igual que para una persona endomorfa alcanzar una delgadez artificial.

El tono muscular

Un músculo es un órgano formado por fibras contráctiles que se relaciona con el esqueleto o con la estructura de órganos y aparatos. El tono muscular sería el estado permanente de contracción parcial, pasiva y continua de los músculos.

El tono configura la tensión, la energía o fuerza que necesita el organismo para realizar sus múltiples funciones. El tono define tanto la calidad como la cantidad de esa tensión, transformándola o acumulándola en el organismo. El tono da consistencia, forma o capacidad para alargarse o contraerse al músculo.

Su energía procede de la alimentación y del oxígeno que ingiere el organismo a través de la respiración. Pero su activación principal procede de impulsos nerviosos intermitentes que llegan a las ramificaciones nerviosas que pueblan los músculos, procedentes de diversos centros del cerebro y de la médula espinal. Por el camino nervioso, los impulsos que llegan al músculo y modifican el tono, pueden proceder además, de cualquier actividad y función de cualquier otra zona del propio cuerpo o incluso del ambiente exterior a través de los diferentes sentidos que captan las informaciones ambientales.

El tono muscular se reduce mientras dormimos debido a la relajación y vuelve a incrementarse en el estado de vigía.

Cuando el tono está disminuido se habla de hipotonía, su elasticidad es excesiva y su consistencia blanda. Las articulaciones no se hallan bien fijadas, por lo que al moverlas se aprecia flacidez y un movimiento muy amplio. Por el contrario, la hipertonía es un exceso de tono muscular que produce articulaciones fijadas por posturas anómalas la mayor parte de las veces, y al intentar moverlas se produce una resistencia.

FITT (Frecuencia, Intensidad, Tipo y Tiempo)

Los principales factores que hay que considerar al iniciar un programa de ejercicio son la frecuencia, la intensidad, el tipo y el tiempo.

- Frecuencia: Para mejorar la resistencia cardiovascular es preciso realizar ejercicio un mínimo de tres a cuatro veces a la semana. Es más recomendable practicar ejercicio cada dos días en lugar de entrenarse unos días y después no realizar ningún tipo de actividad física durante el resto de la semana.

- Intensidad: Es necesario realizar ejercicio al 60-80% de la frecuencia cardiaca máxima. El valor máximo del pulso dependerá de la edad del practicante pero en general existe un baremo para calcularlo, esto es, restar a 220 la edad de la persona y establecer ese número como tope máximo. Forzar por encima de estos valores significa que el cuerpo no dispone del tiempo suficiente para transportar el oxígeno inspirado desde los pulmones a los músculos que están trabajando, por lo que el músculo ha de recurrir a las reservas de energía del propio músculo. Es aconsejable, pues, realizar ejercicios aeróbicos a un 60-80% de la frecuencia cardíaca máxima para alcanzar un buen nivel general de la resistencia cardiovascular. Es el ejercicio ligero el que permite perder peso, no los esfuerzos de gran intensidad o de gran velocidad realizados de modo puntual.

- Tipo: Si se desea obtener una resistencia cardiovascular óptima estable deberá escoger un tipo de actividad física que le haga ejercitarse de modo aeróbico, como el running, caminar a paso ligero, la natación o la bicicleta. La clave para realizar un ejercicio aeróbico eficaz radica en mantener un ejercicio continuado. El factor determinante en la elección del tipo de ejercicio es saber si va a disfrutar o no. La elección del tipo de ejercicio físico también viene condicionada por el estilo de vida cotidiano.

- Tiempo: Para un esfuerzo físico sea eficaz es necesario mantener la frecuencia cardiaca elevada durante al menos 15-20 minutos. En el caso del ejercicio anaeróbico es imposible, en términos físicos, sostener un nivel elevado de esfuerzo durante un intervalo largo. Lo ideal es realizar ejercicio durante una media hora, incluyendo la fase de precalentamiento y una fase de estiramientos al final.

Las molestas agujetas

Las agujetas aparecen cuando realizamos un ejercicio al que no estamos acostumbrados, tras comenzar su práctica, o posteriormente en una pausa o descanso prolongado. Se trata de la rotura de microfibrillas musculares producida cuando se realiza un ejercicio superior al que el músculo está preparado para resistir.

Con el fin de reducir los riesgos de unas posibles agujetas se pueden seguir una serie de pautas:

- Realizar siempre un calentamiento: Antes de realizar cualquier deporte es fundamental empezar por el calentamiento para calentar los músculos y poco a poco incrementar la intensidad de los ejercicios.

- Cuando la actividad termina, los deportistas deben dedicar algunos minutos a estirar las zonas musculares que han participado en los ejercicios.

- Para recuperarse, los especialistas señalan dos acciones completamente opuestas: por un lado, descansar. El reposo ayuda a curar las microrroturas y a que los músculos vuelvan a su estado natural cuanto antes. Por otro lado, realizar más actividad física. Si el deportista sigue ejercitando las zonas y músculos afectados, la circulación sanguínea de la zona se restituye y, por tanto, la cicatrización de las roturas es más rápida.

- Vigilar la alimentación y seguir una dieta equilibrada como la mediterránea, en la que se incluyan tanto lácteos, como proteínas o hidratos de carbono, ya que favorecen la recuperación y que las agujetas no sean tan intensas. Además, también conviene tener una buena hidratación. De esta forma se resiste mejor el esfuerzo.

Béatrice Lassarre

Dormir las horas adecuadas y no estar sometidos a estrés también favorece que las agujetas aparezcan antes. Si los músculos están tensos, el esfuerzo será mayor. Esto está vinculado a llevar una vida sana en la que no se consuman bebidas azucaradas y productos ricos en grasas saturadas.

El ejercicio regular y la artritis

Existe la falsa creencia de que el ejercicio físico tiene efectos perjudiciales en las rodillas y la espalda. Pero se trata de un mito como tantos otros. Las personas que realizan ejercicio de forma regular tienen menos probabilidades de desarrollar estados degenerativos como la artritis. Lejos de ser perjudicial para los huesos y las articulaciones, el ejercicio físico y otras formas de movimiento aeróbico fortalecen los huesos y mejora la función de las articulaciones.

El ejercicio ayuda a disminuir el dolor y la rigidez en aquellas personas afectadas ya por episodios artríticos, también mantiene o aumenta la masa muscular y su resistencia. Los ejercicios que ayudan a aliviar la artritis son, básicamente, el caminar, ir en bicicleta, bailar y hacer ejercicios en el agua.

- Los ejercicios de elongación o de amplitud de movimiento ayudan a mantener el movimiento de las articulaciones y a aliviar la rigidez. Antes de cualquier actividad física se recomienda estirar adecuadamente los músculos implicados en el ejercicio a realizar, ya que se fortalecen los músculos y se pueden emplear con mayor intensidad. Cada estiramiento debe poder realizarse durante treinta segundos en series de diez. Poco a poco se pueden ir introduciendo lo que se conoce como resistencias, que puede ser desde la utilización de mancuernas, pesas o bandas elásticas al uso de máquinas.

- Los ejercicios de fortalecimiento ayudan a mantener o a aumentar la fuerza muscular.

- El ejercicio aeróbico ayuda a mantener la resistencia, a fortalecer el corazón y los pulmones y a disminuir la fatiga. Suelen ser ejercicios en los que se involucran los grandes grupos musculares que ayudan a acondicionar el cuerpo con el mínimo impacto posible, de manera que se pone a tono el sistema cardiorrespiratorio y los músculos. Los ejercicios aeróbicos, como ir en bicicleta, ayudan a sentirse mejor, mantener el peso a raya y favorecen el sueño.

- Ejercicios de conciencia corporal: El yoga o el taichi son ejemplos claros de este tipo de ejercicios que ayudan al paciente con artritis reumatoide a adoptar una postura adecuada, mejorar su equilibrio, relajarse... en definitiva, en tomar conciencia de sus articulaciones y de cómo no forzarlas, entre otras cosas, para evitar caídas.

3. La preparación para el ejercicio

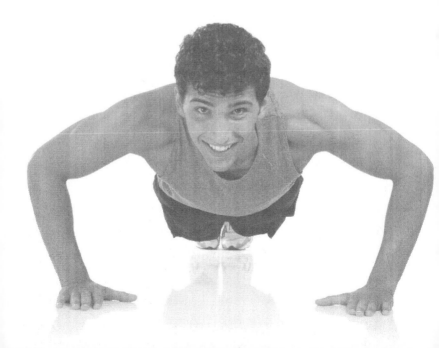

La manera óptima de mantener el cuerpo y los músculos en forma es mejorando su resistencia cardiovascular, esto es, aumentando la resistencia del corazón y los pulmones. Y es que el ejercicio regular permite incrementar la cantidad de oxígeno que toma el cuerpo y así aumentar de paso el rendimiento del sistema circulatorio. Cuanta mayor fuerza adquiera el corazón y más elasticidad tengan los pulmones, con mayor eficacia suministrará oxígeno el sistema circulatorio.

Antes de iniciarse en el ejercicio físico es importante pasar una revisión médica para conocer el estado general del organismo, su predisposición a lesionarse y saber, de paso, cuál es el ejercicio físico más adecuado. Especialmente en el caso de llevarse una vida sedentaria.

Cambios en el organismo

A la hora de empezar una rutina de ejercicios, es muy importante conocer qué condición física posee uno con el fin de saber cuál es el punto de partida y tener una idea clara de lo que se quiere lograr.

La práctica continuada de algún deporte produce en el organismo una adaptación que afecta a los siguientes sistemas:

- Sistema muscular: El entrenamiento continuado provoca en el sistema muscular tres cambios importantes:

– Mejora la fuerza.

– Mejora la velocidad.

– Mejora la resistencia.

Dentro de este sistema, el ejercicio continuo provoca un aumento en el tamaño de la fibra del músculo proporcional a la intensidad del esfuerzo, perfecciona la coordinación de los movimientos y favorece el intercambio de oxígeno en el músculo incrementando y mejorando la red capilar.

- Sistema cardiovascular: Cuando el cuerpo está en reposo, el corazón bombea una cantidad de sangre determinada al organismo, aproximadamente de 3 a 5 litros por minuto, que en pulsaciones oscila entre 50 y 100, dependiendo de cada persona.

Entre los beneficios que aporta la práctica de ejercicio físico a este nivel, podemos destacar una eficiencia del corazón disminuyendo sus pulsaciones en reposo.

- Sistema respiratorio: Una vez que la sangre ha cumplido su misión en los músculos, tiene que pasar por una serie de filtros donde se surte nuevamente de oxígeno y elimina las sustancias de desecho, como son el anhídrido carbónico y el agua.

Con la práctica continuada lo que se consigue es un mayor aprovechamiento de todo el sistema, aumentando la superficie de intercambio gaseoso y la máxima capacidad pulmonar (capacidad vital).

Comprobar la condición física

Un test breve y sencillo para conocer la forma física es el test de Ruffier-Dickson. Esta prueba mide la capacidad de recuperación cardiaca relacionada con la actividad física.

- En primer lugar mida sus pulsaciones en reposo durante 15 segundos y anote el resultado (P1)
- En segundo lugar tiene que hacer 30 sentadillas en 45 segundos.
- Compruebe de nuevo sus pulsaciones durante 15 segundos y anote el resultado (P2).
- Espere un minuto y vuelva a tomar las pulsaciones durante 15 segundos (P3).
- Aplique la fórmula para saber el resultado: 4 x (P1 + P2 + P3) – 200 / 10.

Resultados:

- **Excelente** si es un 0.
- **Notable:** De 1 a 5. Enhorabuena, su condición física está por encima de la media y todavía tiene margen de mejora. Puede aumentar su capacidad aeróbica con algún entrenamiento.
- **Bien:** 6 a 10. No estás mal, intente añadir una sesión más a sus entrenamientos o caminar algo más.
- **Suficiente:** 11 a 15. Todavía tiene camino por recorrer para estar en forma. Comience a correr dos veces a la semana 30', o a montar en bicicleta 60' también dos veces por semana.
- **Insuficiente:** Más de 15. Debe preocuparse algo más de tu salud. Empiece por visitar a su médico y pida consejo para comenzar un plan de entrenamiento.

Los componentes de la condición física

Los componentes de la condición física son cuatro y se denominan capacidades físicas:

❏ **Resistencia:** Es la capacidad para realizar esfuerzos prolongados. Ejemplos: una maratón, una etapa de la vuelta ciclista, etc. Se puede evaluar la resistencia centrándose en la capacidad aeróbica mediante el llamado test de Course Navette, que consiste en mantener un ritmo o velocidad de carrera entre dos puntos separados a unos 20 metros. El corredor deberá encontrarse dentro del último metro antes de la línea cuando se escuche la señal sonora, de forma que la prueba finaliza cuando se rompe este criterio durante dos pitidos consecutivos. Al llegar a la línea no se debe de girar, sino que hay que pivotar. El test consta de 20 periodos como máximo y un buen estado de forma física se sitúa alrededor del estadio 11/12.

❏ **Flexibilidad:** Es la capacidad para realizar movimientos amplios, hasta el final de su recorrido. Ejemplos: Gimnasia artística y rítmica, danza, taekwondo, etc. Se puede medir la flexibilidad mediante el test *sit and reach*, que consiste en medir la flexión de los isquiotibiales. La posición inicial del ejercicio es sentado, con piernas completamente extendidas y con la espalda apoyada en una pared. El movimiento consistirá en extender los brazos, colocando una mano sobre la otra, y donde se colocará el punto cero de la cinta métrica. Cuando se ha tomado la referencia se flexiona el tronco hacia delante deslizándose sobre la cinta métrica lo más alejado posible durante al menos 2 segundos. Una buena flexibilidad se sitúa sobre los 44 cm desplazados.

❏ **Fuerza:** Es la capacidad para vencer u oponerse a un peso. Ejemplos: halterofilia, lanzamiento de peso, etc. Medir la fuerza se puede hacer mediante un sencillo ejercicio de abdominales. Consiste en partir de una posición tendida supina con las rodillas flexionadas 90° y con los pies ligeramente separados entre sí. Las manos se apoyan (sin sujetar) sobre el cuello. El movimiento constará de una flexión de tronco para tocar las rodillas con los codos, ejecutándolo durante un minuto. El número de movimientos que determinan un buen estado de forma varía de los 37 a 42 en hombres y de 33 a 38 en mujeres.

❏ **Velocidad:** Se define así a la capacidad para realizar movimientos en el menor tiempo posible. Ejemplos: un remate de fútbol, una carrera de 100 metros, etc. La velocidad se divide en dos tipos, de reacción (frente a un estímulo táctil, audiovisual o visual un órgano consigue una respuesta motora) o bien de desplazamiento (la capacidad de una persona para recorrer una determinada distancia en el menor tiempo posible).

Béatrice Lassarre

Ejercicio aeróbico y anaeróbico

El ejercicio físico más eficaz para mejorar la resistencia del sistema circulatorio a largo plazo es el ejercicio aeróbico. Lo que significa inspirar de forma continuada aire y oxígeno para suministrar a los músculos mientras se hallan activos. En este tiempo, el músculo solicitado dispone de tiempo suficiente para aprovechar el oxígeno solicitado en cada inspiración.

Se conoce como plan aeróbico a cualquier actividad física que requiere un esfuerzo estable no inferior a 15 minutos y en el que el pulso no se altera a partir de cierto nivel.

En cambio, el ejercicio anaeróbico no emplea el oxígeno sino la energía de reserva de los músculos, como por ejemplo el glucógeno. Es una actividad física que requiere un esfuerzo intenso en un breve espacio de tiempo, por lo que los sistemas circulatorio y respiratorio no pueden abastecer de oxígeno a los músculos. Entre los beneficios que aporta un plan anaeróbico están el aumentar la flexibilidad de los músculos y mejorar la coordinación.

A tener en cuenta

- La condición física se debe trabajar de acuerdo a la edad y experiencia de cada persona.
- Para mejorar la condición física es imprescindible una predisposición personal: tener un motivo para mejorar. El esfuerzo hace posible la mejora personal y ayuda a mejorar la voluntad.
- En el ejercicio físico interviene todo el organismo, como una máquina perfecta.
- Evite hacer ejercicio sin calentar.
- La resistencia y la flexibilidad son las capacidades que más se deben trabajar conforme va avanzando la edad.

El precalentamiento

Se trata de un conjunto de ejercicios físicos que preparan el organismo para determinado trabajo, lo que permite incrementar la excitabilidad de los centros nerviosos y aumentar las reacciones bioquímicas musculares.

El tiempo dedicado al precalentamiento debería equivaler a la duración prevista para el ejercicio. Esta fase prepara a todo el organismo para los más exigentes esfuerzos, favoreciendo el rendimiento y evitando posibles lesiones.

¿Para qué calentar?

El precalentamiento es útil por diversos motivos:

- Evita lesiones del aparato locomotor como esguinces, rotura de fibras, contracturas, etc.: Favorece el aumento de temperatura muscular e incluso corporal, esto trae consigo que la elasticidad muscular mejore, así como una disminución de la viscosidad. También se evitan estas lesiones gracias a una mejora de la coordinación, el ritmo y la atención. Evita lesiones en el aparato cardiorrespiratorio al aumentar ligeramente la frecuencia cardiaca, respiratoria y la circulación sanguínea, con lo que el organismo se prepara para un posterior esfuerzo mucho mayor.

- Mejora el rendimiento: Las prestaciones de fuerza, resistencia, velocidad, flexibilidad, agilidad, etc., se ven mejoradas después de un buen calentamiento.

- Mejora la motivación y concentración: Las primeras sensaciones físicas, psicológicas y ambientales son muy importantes.

Para empezar su rutina de calentamiento, camine despacio o realice una versión más lenta de los ejercicios que planea hacer y entonces estírese lentamente. Para alcanzar un estiramiento beneficioso de los músculos y tejidos ubicados alrededor de las articulaciones, mueva cada articulación hasta el límite del rango de movimiento de dicha articulación, aguante esta posición unos cinco segundos y descanse. El estiramiento no debe causar dolor, simplemente haga cada movimiento hasta que sienta un ligero estiramiento y sosténgalo en ese punto. No se estire demasiado hasta el punto que duela. Cerciórese de estirar todos los músculos que formarán parte de su rutina de ejercicios.

Tabla de ejercicios de calentamiento

Es conveniente diseñarse una tabla de ejercicios que permitan la movilización de todos los músculos, empezando por el cuello y en orden descendente hasta acabar en los pies:

- **Estiramiento del cuello:** Alinear la cabeza con la columna y realizar, lentamente para evitar mareos, varias series de movimientos, primero hacia atrás y hacia adelante hasta tocar el pecho con el mentón, y luego a un lado y al otro. Para concluir, hacer varias rotaciones completas de cuello.
- **Rotación de hombros:** Parado y con la espalda derecha, girar acompasadamente los brazos extendidos hacia adelante y hacia atrás. Luego, con los brazos flexionados horizontalmente hacer girar los hombros primero hacia adelante y luego hacia atrás, de este modo se movilizan también los músculos de la zona dorsal.

- **Estómago y sistema digestivo:** Tumbarse en el suelo con los brazos extendidos y las piernas flexionadas, de modo que los talones toquen las nalgas. Una vez en esta posición, levantar las rodillas acercándolas al pecho y manteniendo la postura varios segundos. Repetir varias veces.

- **Cintura y zona lumbar:** Con los brazos en la cintura rotar el tronco a ambos lados de forma sucesiva intentando alcanzar el máximo ángulo de giro. Después de varias series, juntar las piernas y flexionar el tronco hacia adelante intentando tocar la punta de los pies con las manos.

- **Piernas:** Hay varios ejercicios de calentamiento que se pueden hacer. El primero es asirse a una anilla colgada de la pared con los brazos extendidos y, con los pies juntos, agacharse todo lo que se pueda y luego levantarse hasta poner el cuerpo recto. Otro ejercicio parte de una postura en la que se está de pie con las piernas abiertas. Manteniendo el tronco recto hay que desplazarlo hacia un lado de modo que se flexione la pierna de ese lado con la rodilla hacia adelante y se estire totalmente la otra. Hacer varias series a ambos lados.

- **Pantorrillas:** Con las piernas juntas y el cuerpo estirado levantarse sobre la punta de los pies, mantenerse unos segundos y volver a bajar.

- **Tobillos:** Colocar la puntera del pie en posición vertical y realizar un movimiento continuado de giro completo. Hacerlo varias veces con ambos pies.

Durante el entrenamiento

Llegado el momento del ejercicio, hay que prestar atención a las cualidades específicas que requieran cada deporte en particular. La agilidad, los cambios de dirección y los movimientos de parada y salida constituyen capacidades que es necesario entrenar. También cabe potenciar las cualidades específicas de la actividad deportiva que se vaya a realizar, tanto a nivel físico como psíquico.

- Cambie las pulsaciones lentas por entrenamiento de intervalos: El camino para un cuerpo mejor no es una marcha larga y lenta. Explote el esfuerzo de alta intensidad combinado con ejercicios lentos de recuperación. De 15 a 20 minutos de entrenamiento de intervalo realizado de esta manera, puede quemar tantas calorías como una hora de ejercicio cardíaco tradicional. A diferencia del material lento, los intervalos mantienen el cuerpo quemando calorías después de terminar los ejercicios.

- Desplazar los omoplatos hacia abajo y hacia atrás: Deslizando los omoplatos hacia abajo y hacia atrás antes de un ejercicio, se mejoran los resultados y se protege el cuerpo de lesiones. Esto ayuda a activar los dorsales para ejercicios de tracción, trabaja los pectorales de manera más completa en los ejercicios de empuje, mantiene el pecho erguido durante las sentadillas y puede reducir el dolor del rotador al hacer ejercicios de bíceps.

- Explotar en cada repetición: La tendencia del «levantamiento lento» debería estar confinada a los excéntricos o a la parte «lenta» de cualquier ejercicio. Durante la parte concéntrica, en la que se empuja, se tira, se presiona o se salta, mueva el peso del cuerpo lo más rápido que pueda. Incluso si el peso no se mueve así de rápido, la intención de moverlo rápidamente encenderá la rapidez en las fibras musculares, lo que hará que el cuerpo esté más atlético y entrenado para usar más grasa como combustible.

- Las temidas flexiones: Las flexiones son uno de los mejores ejercicios del mundo y hacerlas adecuadamente es tan simple como esto: mantener una línea de cuerpo rígida desde la cabeza hasta los pies durante la flexión. Con esto en mente, no bajar las caderas, ni doblar la espalda ni levantar el trasero. Mantener los codos adentro mientras baja el cuerpo y vuelve a empujar hacia arriba, fuerte como el acero de la cabeza hasta los pies.

- Estiramientos en estático: El estiramiento estático hecho justo antes de la actividad puede reducir la capacidad de salida y aumentar el riesgo de ciertas lesiones. En su lugar, realizar una entrada en calor activa que prepare el cuerpo para el ejercicio, con ejercicio, aumentando el rango cardíaco, encendiendo el sistema nervioso y acostumbrando los músculos al movimiento. Para una rutina fácil, realizar una entrada en calor de cinco minutos de movimientos básicos con el peso del cuerpo, deslizamiento lateral, flexiones, sentadillas y lanzadas.

Mantener la motivación

Muchas personas que inician un programa para estar en forma suelen abandonar a las pocas semanas de haberlo iniciado. Las causas son múltiples, desde una pequeña lesión, el exceso de trabajo, no disponer de tiempo suficiente, etc. Ante todo hay que ser realista a la hora de establecer una rutina en la que se vaya creciendo poco a poco y en el que prime la diversión junto a la dosis habitual de sacrificio.

Las fases por las que se suele pasar al empezar un plan de ejercicio son:

- Fase de incomodidad: Se es consciente del ejercicio que hay que realizar pero el cuerpo y la mente no están en la misma onda y carecen de la disposición necesaria.

- Fase física: El ejercicio, en esta fase, suele ser más fácil de realizar, aunque la mente todavía considera que el ejercicio constituye una tarea impuesta.

- Fase de adicción: En esta fase una persona no puede pasar sin hacer ejercicio ni un sólo día. La persona se ha tornado adicta al trabajo físico tanto en un sentido positivo como negativo. Una adicción positiva tiene lugar cuando se realiza ejercicio con una cierta regularidad y eso hace que la persona se sienta mejor en todas las esferas de la vida. Se trata de una adicción negativa cuando la obsesión se afianza en el ánimo, cuando al estar un día sin hacer ejercicio se tienen los clásicos síndromes de abstinencia: depresión, apatía, pérdida de apetito, etc. En esto, como en tantas otras cosas en la vida, se trata de hallar un equilibrio, con el propósito de que el ejercicio cause un efecto beneficioso en nuestra vida.

Aún con ello existen muchas maneras de trabajar la confianza a través de distintas técnicas psicológicas.

- Pensar en positivo: El deportista debe aprender a pensar en positivo y aprender a medida que va creciendo en el deporte a detectar los pensamientos adversos para poder cambiarlos por otros eficientes que ejerzan una influencia positiva en él.

- Establecer objetivos realistas a corto plazo: Esta estrategia es utilizada por psicólogos del deporte con el fin de planificar la temporada con sus respectivas metas de una forma controlada y además mantener la motivación a largo plazo ya que dividir el objetivo en pequeñas metas permite que el progreso sea evidente de manera constante. También de esta forma se aumenta la seguridad y la confianza que siente el deportista permitiendo así que logre una evolución constante en su desempeño.

- Actuar con confianza: Es preciso actuar como si estuviésemos confiados, ya que así originaremos pensamientos de confianza, seguridad y emociones positivas que colaboraran para que el deportista obtenga un mejor desempeño.

- Visualización: Esta estrategia es utilizada por psicólogos del deporte con el fin de que el deportista pueda ver y recrear situaciones que le gustaría que sucediesen en el entrenamiento o en la competencia. De esta manera, el deportista prepara su mente para lo que va a suceder. Esta técnica suele ser muy eficaz ya que permite al deportista crecer técnicamente, desarrollar estrategias de juego y en algunos casos, también sirve en la recuperación de lesiones.

- Buena preparación: Es vital que el deportista, para tener una mejor confianza, se encuentre bien entrenado y preparado. Debe respetar la alimentación adecuada y los descansos programados, de este modo el deportista debería sentirse mucho más seguro consigo mismo.

Clases de ejercicios de stretching

Existen varias clases de ejercicios de stretching:

- Estático: Consiste en estirar en reposo, se estira el músculo hasta una determinada posición y mantenerlo así entre 10 y 30 segundos. Implica estirar hasta el límite de lo confortable. De esta manera, el músculo se relaja y permite ampliar la amplitud del estiramiento a la vez que incrementa el alargamiento del músculo. Los ejercicios de stretching estático deberían repetirse unas tres veces, procurando en cada ocasión ampliar algo la amplitud del estiramiento con suavidad. Espirar mientras se realiza stretching ayuda a relajarse y mejora la eficacia del estiramiento. Cuanto más tiempo se mantenga este, mayor será el incremento del alargamiento del músculo.
- Dinámico: Consiste en estirar dando impulso pero sin exceder los limites de los stretching estáticos. El músculo se va ejercitando de manera gradual hasta alcanzar su amplitud de movimiento total. Se trata de un tipo de estiramiento que se aplica en la danza, la gimnasia y las artes marciales.
- Activo: Es un tipo de estiramiento estático, consiste en estirar usando el músculo antagonista sin asistencia externa.

- Pasivo: Es un tipo de estiramiento estático en el que un compañero, un fisioterapeuta, ejerce una fuerza externa sobre el miembro a estirar.

- Balístico: Es como el estiramiento dinámico pero forzando los limites de los musculares. Se realiza de forma rápida y con rebotes. Se trata de unos movimientos rápidos y secos correspondientes a un doble rebote al final de la amplitud de un movimiento. En la mayoría de deportes no es recomendable a causa del potencial desgarramiento de las fibras musculares. Y a la larga, estos desgarramientos sólo consiguen disminuir la eficacia del estiramiento debido al tejido cicatrizado que ha dado lugar. Los bailarines y gimnastas suelen incorporar ejercicios de stretching balístico en su entrenamiento ya que en sus evoluciones requieren de estos movimientos rápidos en su amplitud total.

- Isométrico: Es un tipo de estiramiento estático en el que los músculos implicados hacen fuerza en contra del estiramiento, se tensan los músculos implicados para reducir la tensión. Hay cuatro maneras de hacer un estiramiento isométrico:

  ❏ Deje que dos de sus músculos se tensionen el uno contra el otro (por ejemplo bíceps y tríceps o el tendón de la corva y el cuadriceps). O flexiones una pierna de manera que los músculos de la pierna estén contraídos.

  ❏ Entrene con su propio peso corporal: Al hacer un estiramiento isométrico de tipo spagat trate de bajar lo máximo posible y permanecer en esa postura un momento, luego intente levantar las manos del piso de manera que los músculos de las piernas tengan que llevar todo el peso.

❏ Presione el talón hacia abajo y doble ligeramente la rodilla o realice un estiramiento del tendón de la corva parado con las piernas cerradas. Entonces agarre sus talones e intente levantar la parte superior del cuerpo.

❏ Un compañero realizando un trabajo de oposición muscular.

Consejos a la hora de realizar un estiramiento isométrico

- Caliente antes de realizar estiramientos isométricos (no haga estiramientos isométricos como parte del calentamiento).
- No realice estiramientos isométricos más que 15 segundos.
- Realice de tres a cinco estiramientos isométricos por entrenamiento (máximo tres veces por semana)
- Emplee el estiramiento isométrico sólo en los músculos grandes (no en el antebrazo o tríceps).
- Descanse por lo menos 48 horas después de cada rutina de estiramiento isométrico.
- Las personas que se están recuperando de una lesión o personas que tienen las articulaciones débiles y niños menores de 13 años deben evitar hacer este tipo de estiramientos.
- No debe hacer estiramientos isométricos antes de una competición o por la mañana.

❏ PNF (Facilitación neuromuscular propioceptiva o FNP): Es una técnica combinación de estiramiento estático e isométrico que consiste en:

1. un estiramiento estático seguido de
2. una contracción isométrica contra resistencia desde la posición de estiramiento.

A continuación tiene lugar:

3. una relajación seguida de
4. un nuevo estiramiento estático que incrementa el rango de movimiento.

Es la técnica más eficaz para aumentar la longitud de los músculos y supone realizar un estiramiento estático seguido de una contracción isométrica del músculo frente a una resistencia ejercida por las propias manos o las de un compañero de entrenamiento durante seis o diez segundos. A continuación se relajará el músculo y se volverá a estirar hasta su nueva amplitud con suavidad.

4. El stretching

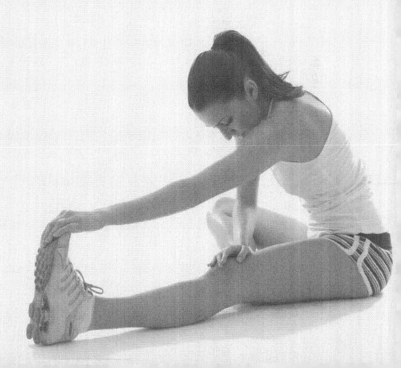

El stretching es una parte importantísima de la puesta en forma de una persona. Sirve, entre otras cosas, para que los músculos de una persona no puedan agarrotarse y atrofiarse y ello dé lugar a posturas inadecuadas que puedan ejercer una presión sobre una o varias partes del cuerpo. Por ejemplo, unos hombros debilitados y unos músculos pectorales atrofiados pueden dar lugar a una espalda encorvada, un pecho hundido y una excesiva curvatura de la región dorsal media. Lo que sin duda traerá como consecuencias dolores en el cuello y la espalda, además de dificultar la respiración de la persona.

Durante diferentes momentos del día, las personas tienden a realizar estiramientos espontáneos con el fin de que el cuerpo, agarrotado tras varias horas de tensión, pueda encontrar su posición más cómoda. Sin embargo, estos estiramientos espontáneos no mejoran la flexibilidad del cuerpo, tan sólo lo hacen sentir mejor de manera puntual.

Al realizar ejercicios de stretching específicos con una cierta regularidad, los músculos se relajan y el cuerpo se siente menos cansado al final de la jornada. La mejora de la flexibilidad comporta una mayor amplitud de movimiento de las articulaciones, lo que sin duda redundará en un mayor beneficio personal.

La práctica regular del stretching y el mantenimiento en forma del sistema circulatorio gracias al ejercicio aeróbico previene o alivia el dolor asociado al agarrotamiento muscular.

Es por ello que, cuando hay una lesión leve, los ejercicios de stretching ayudarán a restablecer el músculo dañado y favorecerán la práctica deportiva en mucho menos tiempo del esperado.

No hay que olvidar que el stretching estimula el riego sanguíneo en los músculos y la coordinación de los diferentes grupos musculares al tiempo que reduce el anquilosamiento propio de las edades más avanzadas.

Ejercicios para el cuello y los hombros

Existen una gran cantidad de músculos que están relacionados con las cervicales y la cintura escapular. El trabajo a realizar evitará los molestos dolores en esa zona, conocidos como tortícolis, que no son otra cosa que la contracción involuntaria de los músculos cervicales que hacen que el cuello quede torcido o inclinado hacia el hombro y sea doloroso moverlo.

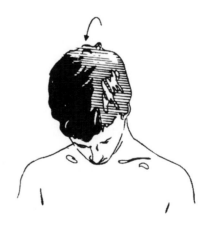

Flexión de cuello

Se trata de un ejercicio que sirve para estirar los músculos extensores de la parte posterior del cuello. Para realizarlo, relajar los hombros, meter el mentón hacia dentro e inclinar la cabeza hacia delante. La cabeza se inclina hacia delante ayudada por las manos entrelazadas en la zona de la nuca. Luego, girar la cabeza hacia ambos lados con el fin de variar el estiramiento.

Extensión del cuello

Mirar hacia el techo y estirar el cuello hacia atrás. A continuación alargar el cuello utilizando los músculos de forma activa, no dejando la cabeza en reposo sino acompañando el movimiento.

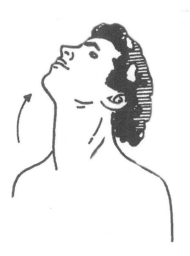

Béatrice Lassarre

Los músculos extensores del cuello

Los músculos extensores del cuello permiten el movimiento hacia arriba de la cabeza. Favorecen que se pueda levantar la barbilla, por ejemplo. Los miembros de este grupo muscular incluyen al trapecio, esplenio capitis, semiespinoso de la cabeza y los suboccipitales. El trapecio está situado entre el cuello y el hombro. Además de permitir la extensión del cuello, también funcionan para llevar la escápula (omóplato) hacia el cuerpo. El esplenio de la cabeza y los músculos semiespinosos constan de tres músculos que se encuentran por debajo de los músculos del trapecio. También permiten la rotación del cuello. Los suboccipitales se encuentran en la base del cráneo y de la sien. Permiten la rotación del cuello, así como la extensión.

Flexión lateral del cuello

Inclinar la cabeza lateralmente y bajar el hombro contrario.

Rotación del cuello

Mirar por encima de un hombro mientras se baja el otro. Aguantar en esta posición unos segundos y repetir el ejercicio en el otro lado. El hombro contrario debe mantenerse alineado, sin avanzarlo hacia delante, mientras se mantiene el mentón hacia dentro.

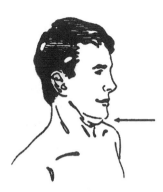

Estiramiento del cuello

Meter el mentón hacia dentro, girar la cabeza lateralmente hacia la derecha primero después hacia la izquierda. El objetivo es realizar un estiramiento lateral del cuello en ambas direcciones. Empujar los hombros hacia abajo con suavidad para aumentar la eficacia del estiramiento.

Se puede realizar una variación de este estiramiento con el cuerpo sentado en una silla, colocando la palma de la mano derecha bajo las nalgas con la palma hacia arriba. Con el mentón metido hacia dentro, mirar la rodilla derecha y flexionar el tronco ligeramente hacia delante. A continuación bajar el hombro derecho y repetir luego con el hombro izquierdo.

Estiramiento del cuello y de los hombros en posición sentada

Sentado en una silla, con las piernas cruzadas, colocar cada mano sobre la rodilla contraria. A continuación tirar de las rodillas hacia abajo, lo que llevará también los hombros hacia abajo. Meter el mentón hacia dentro e inclinar la cabeza ligeramente hacia abajo. Mirar hacia la rodilla izquierda y empujar el hombro izquierdo hacia abajo. Repetir el mismo ejercicio para el lado derecho.

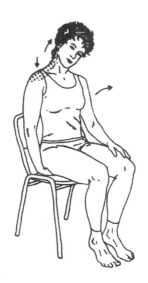

Estiramientos contra la pared

De pie, con la espalda pegada a la pared y los talones ligeramente separados de esta, apoyar la parte inferior de la espalda contra la pared. En cambio, los omoplatos y la cabeza sí deben apoyarse. Rotar los hombros hacia atrás de manera que las palmas de las manos se vuelvan hacia fuera. Inspirar lentamente y espirar levantando los brazos por encima de la cabeza. Con los abdominales contraídos, estirar ligeramente la espalda. A continuación bajar los brazos hacia abajo, hasta la altura de los hombros, y estirar de nuevo hacia arriba.

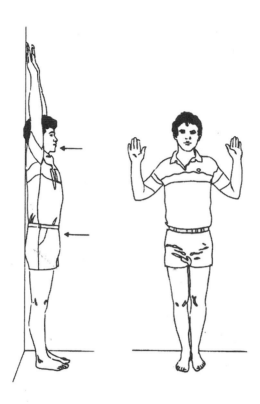

Musculación del cuello y de la parte superior de la espalda

Boca abajo, en posición decúbito prono, adelantar los brazos hacia delante de modo que los codos queden a la altura de los hombros. Levantar la cabeza mientras se mantiene alargada la parte posterior del cuello.

A continuación levantar un brazo empujando el omoplato hacia la columna vertebral y hacia abajo. Realizar el mismo ejercicio con el otro brazo. La finalidad es tratar de mantener cada brazo alzado durante cinco o seis segundos antes de volver a la posición inicial.

Se puede tratar de hacer el ejercicio más exigente estirando los brazos totalmente hacia delante. Levantar un brazo lentamente y a continuación lo mismo con el otro. Flexionar con lentitud el codo y llevar la mano hacia la oreja, alternando los brazos, mientras se mantiene la cabeza levantada y se alarga la parte posterior del cuello.

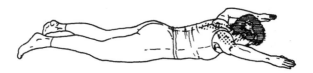

Sugerencias para las clases de stretching

- Concentrarse en el estiramiento de los grupos musculares mayores.
- Tener en cuenta la técnica de los ejercicios.
- Entrar en calor adecuadamente antes de la sesión para elevar la temperatura corporal y lograr así estirar más confortablemente.
- Estirar al límite del movimiento, no al punto del dolor extremo.
- Mantener las posiciones de estiramiento entre 15 y 30 segundos.

Ejercicios para el pecho

Antes de iniciar los ejercicios con peso, es importante que realice un calentamiento adecuado y de esa forma evitar alguna lesión muscular.

Estiramiento pectoral

Con el cuerpo a gatas, las rodillas separadas y las manos con las muñecas extendidas hacia fuera, tirar de los omoplatos hacia el centro y empujar la parte media de la espalda hacia abajo, manteniendo las caderas en la vertical de las rodillas.

Mantener extendidos los dedos y las muñecas para conseguir un estiramiento más eficaz.

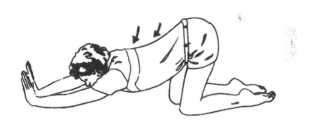

Estiramiento de pecho y hombros

Partiendo desde la misma posición que en el ejercicio anterior, a gatas, con los brazos extendidos hacia delante y manteniendo las caderas en la vertical de las rodillas separadas.

Agarrar el meñique de la mano izquierda con la mano derecha y extender la muñeca mientras nos apoyamos en la cara externa del hombro izquierdo. Luego, repetir el mismo ejercicio con la otra mano.

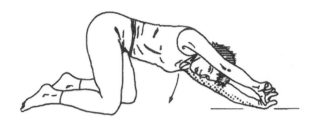

Musculación de los pectorales y el tríceps

Apoyar las rodillas en el suelo, con los codos cercanos a los costados y las manos en la vertical de los hombros, manteniendo en línea cabeza y tronco. Flexionar el cuerpo hacia delante y hacia abajo y volver a subir, repitiendo el ejercicio diez veces.

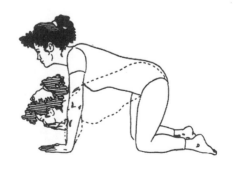

Musculación de la cintura escapular

Una variante del ejercicio anterior, realizando las mismas flexiones pero con los brazos algo más abiertos. Cuanto mayor sea la distancia entre los brazos, más eficaz será el ejercicio. Un consejo: No hay que dejar que la espalda se curve hacia dentro y hay que tratar de que los abdominales se hallen contraídos en todo momento.

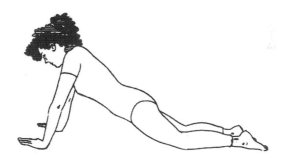

Flexiones completas

Están especialmente indicadas para aquellos deportistas que precisen musculación para los hombros y la parte inferior de la espalda. Se trata de apoyar las palmas de las manos en el suelo y, con el cuerpo estirado y lo más rígido posible, inclinar el cuerpo hasta rozar el suelo. Volver a la posición de partida y repetir el ejercicio en diversas series, tantas como sea posible.

Una variante del mismo ejercicio consiste en colocar una mano encima de la otra para de esta manera aumentar la dificultad del ejercicio y reforzar la musculatura del hombro.

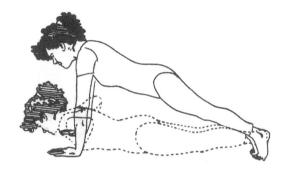

Stretching para los atletas

- Diseñar un programa que evalúe y mejore las debilidades de flexibilidad del atleta.
- Entrar en calor adecuadamente antes de la sesión para elevar la temperatura corporal y lograr así estirar más confortablemente.
- Realizar ejercicios de flexibilidad por lo menos tres veces a la semana.
- Estirar suavemente después de cada sesión de entrenamiento intenso.
- Asegurarse de estirar en igual grado los músculos opuestos, salvo casos de acortamiento específico.
- Mantener las posiciones de estiramiento entre 15 y 30 segundos. Investigaciones recientes sugieren que cuatro series de entre 15 y 20 segundos por estiramiento redundarán en resultados óptimos.

Musculación isométrica de los pectorales

Sentado en una silla, con las piernas abiertas y los codos a la altura de los hombros, tratar de empujar las palmas de las manos entre sí. El ejercicio tiene como finalidad tratar de que haya una cierta tensión en los pectorales y se refuercen.

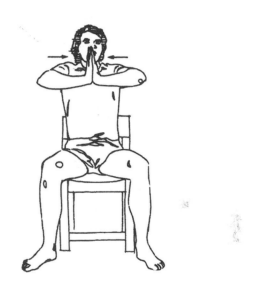

Musculación de los pectorales y los hombros

Desde la posición sentada, agarrar con las manos la silla por cada costado y a continuación tratar de levantar el cuerpo, aguantando en esta posición unos cinco segundos. Repetir el ejercicio diversas veces con el fin de reforzar la musculación de los pectorales.

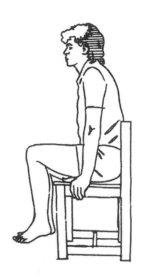

Hombros, brazos y parte superior y media de la espalda

La flexibilidad es un componente clave de la salud, estado físico, funcionalidad y rendimiento deportivo. Un músculo flexible permite un movimiento controlado de las articulaciones en un rango más grande. Los músculos de la espalda media y alta se vuelven apretados y restringidos debido al uso excesivo, desequilibros de fuerza, mala postura, movimientos repetitivos y posición estática. Un estiramiento estático correcto y consistente incrementará la flexibilidad y proveerá un mejor movimiento en la musculatura de la espalda media.

Ejercicios con una barra

Levantar una barra metálica o un palo rígido de madera con ambas manos por encima de la cabeza. Inspirar al levantar la barra y espirar al llegar a la parte más elevada. Tratar de llevar la barra por encima de la cabeza hacia la parte de atrás del cuerpo. Mantener los brazos abiertos al principio, pero el propósito final del ejercicio consiste en realizarlo con las manos colocadas sobre la vertical de los hombros. Hay que procurar no arquear la espalda y mantener las rodillas ligeramente flexionadas.

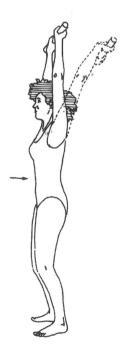

Movilizar la parte media de la espalda

Cruzar los brazos por delante del cuerpo, a la altura de los hombros. Inspirar y estirarlos por encima de la cabeza mientras se suelta el aire de los pulmones. Volver a inspirar y doblar los codos para tratar de alcanzar con las manos la parte de la nuca. Soltar las manos hasta que sólo puedan asirse los dedos índices. Repetir el ejercicio al menos cinco veces. Se trata de un ejercicio que sirve para reducir tensiones en los hombros y la región media de la espalda.

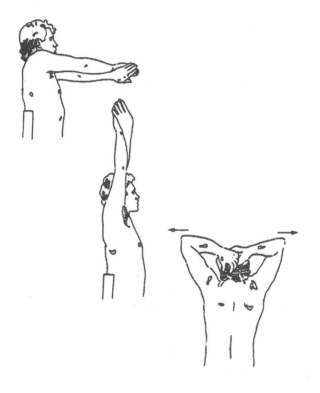

Movilidad de los hombros

La posición de partida es boca abajo, arqueando la espalda
hacia la parte de atrás de la cintura y manteniendo la pelvis
en el suelo. A continuación rotar el hombro hacia abajo, con el
codo en la vertical de la mano y tratando de alejar el omoplato
de la columna vertebral. En todo momento hay que mantener
la vista en el suelo, sin mover las partes inferior y media de la
espalda. Es un ejercicio muy útil para reforzar la parte frontal
de los hombros.

Estiramiento de los hombros y la parte media de la espalda

Con las rodillas separadas y en la vertical de las caderas,
deslizar la mano derecha bajo la izquierda hasta colocarla
más allá de esta. Tirar del omoplato derecho hacia atrás, empujando el dorso de la mano contra el suelo y curvando el
vientre hacia dentro. El estiramiento es más eficaz al apoyarse
en el puño de la mano que empuja.

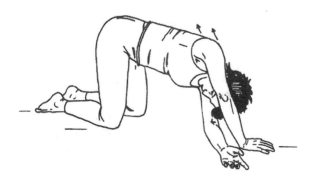

Estiramiento de la parte media de la espalda

La posición de partida es de pie, con las piernas abiertas y arqueadas. Girar el pie derecho hacia fuera mientras se mantiene el pie izquierdo bien recto. El tronco debe estar en el mismo plano que las piernas. Hay que agarrar la cara interna del tobillo derecho con la mano derecha. A continuación apoyar el codo en la rodilla y estirar el pecho mediante la extensión del brazo izquierdo hacia arriba. Estirar los dedos en la mayor medida posible estirando el brazo por encima de la cabeza con lentitud.

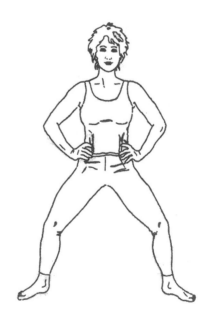

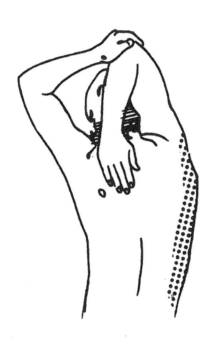

Estiramiento de la cara externa del hombro

También, partiendo desde la posición de pie, levantar la mano y colocarla en la nuca. Levantar la otra mano y apoyarla en la cara externa del codo. Empujar hacia abajo con suavidad. Se puede potenciar el estiramiento flexionando de manera lateral el tronco hacia el lado contrario del brazo que se está estirando.

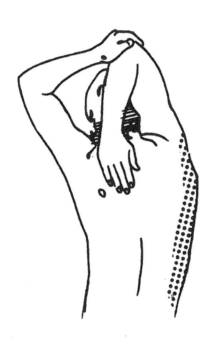

Rotación del hombro en posición sentada

Desde la posición sentada, rotar cada hombro hacia delante, hacia atrás y hacia arriba y abajo, manteniendo en lo posible la columna vertebral bien recta. Primero rotar en una dirección y luego hacerlo en la dirección contraria con el fin de que el hombro gane movilidad.

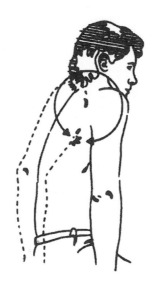

Encoger los hombros

Levantar los dos hombros en la medida de lo posible, tensar los músculos de los hombros y del cuello y relajarlos acto seguido. Procurar no empujar el mentón hacia delante durante el ejercicio.

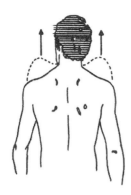

Estiramiento de la parte anterior del hombro

Colocar una mano contra la pared con el codo próximo al cuerpo. A continuación describir un semicírculo con el brazo que se está estirando. Levantar el codo y el antebrazo apoyando la mano en el umbral de la puerta, por ejemplo, manteniendo el codo por encima del hombro. Avanzar de nuevo, girando hacia delante y detrás respecto al brazo con que el se está realizando el estiramiento. Repetir el ejercicio en ambos lados.

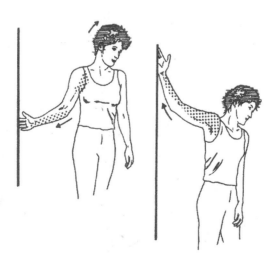

Estirar dedos y muñecas

Se trata de un ejercicio muy útil de estiramiento para evitar la molesta tendinitis de muñeca. De pie, colocar la muñeca en posición extendida contra la pared. El ejercicio comienza con el codo flexionado. La persona va alejándose progresivamente de la pared hasta que el codo se halla totalmente estirado.

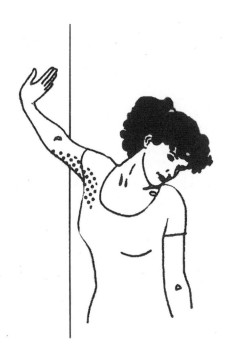

Tendinitis de muñeca

Este trastorno afecta las muñecas y es el resultado del uso excesivo de los tendones de los pulgares, causado muchas veces por compresión repetida del pulgar al mover la muñeca. Puede ocurrir con actividades tales como escribir con el ordenador, jardinería, trabajo manual fino o en el ensamblaje de diversos artefactos. El uso excesivo de aparatos electrónicos pequeños como juegos de vídeo o dispositivos para enviar mensajes puede también causar este tipo de tendinitis. Los síntomas son dolor e hinchazón en la muñeca del lado del pulgar, especialmente con el movimiento del mismo.

Para evitar que el uso del ordenador y especialmente del mouse pueda provocar una tendinitis se recomienda seguir estos sencillos consejos:

- Utilizar dispositivos con diseño ergonómico. Aunque son algo más costosos, su diseño y sus materiales permiten que la mano y la muñeca adopten posiciones más naturales. Esto previene dolores, molestias y lesiones.

- Apoyar todo el antebrazo sobre el escritorio para utilizar el mouse. Esta postura reduce la presión sobre la mano.

- Reducir o evitar los movimientos repetitivos de la mano y la muñeca. Cada dos o tres horas de trabajo, se recomienda intercalar un período de descanso de 15 minutos para realizar ejercicios de relajación de la mano y estiramiento muscular del antebrazo.

- Elegir el tamaño indicado del mouse. Los especialistas aconsejan el de tamaño grande, que permite «abrazarlo» con toda la mano, y con teclas laterales. Recomiendan evitar que los niños usen dispositivos para adultos.

Otra manera de estirar muñecas y dedos muy fácil es extendiendo los brazos hacia delante y empujando los dedos hacia atrás y hacia los antebrazos. Luego repetir el ejercicio estirando los dedos hacia la cara posterior de la muñeca, en el sentido contrario. El estiramiento resulta más eficaz si se flexiona la muñeca y se empujan las puntas de los dedos sobre la palma de una mano.

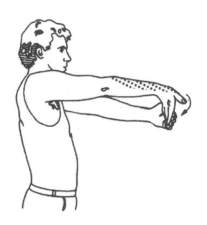

Estiramiento del flexor del antebrazo

De rodillas, apoyando las nalgas en los talones y con las palmas de las manos apoyadas en el suelo y los dedos en dirección al cuerpo tratar de inclinarse hacia atrás, manteniendo las muñecas pegadas en el suelo. Flexionar los codos con suavidad mientras se lleva a cabo el ejercicio y repetir al menos cinco veces.

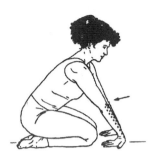

Manos en jarras y estiramiento de los hombros

De pie, con las piernas abiertas y ligeramente flexionadas. Apoyar las manos en las caderas con los dedos en dirección a las axilas, hacia arriba. Doblar el brazo en ángulo recto. Colocar el dorso de la mano en la parte posterior del codo, ofreciendo una resistencia en sentido contrario. Empujar luego el brazo hacia el cuerpo. Para que el ejercicio sea útil se debe sentir el estiramiento en los omoplatos o, en caso contrario, variar la altura de los brazos.

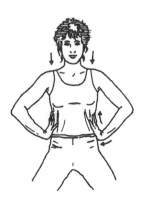

Estiramiento de la parte posterior del hombro

Este ejercicio se realiza sentado, con las piernas cruzadas como si se tratara de adoptar la postura del loto. Colocar la mano izquierda por la parte de delante, con el brazo doblado en ángulo recto a la altura del hombro. A continuación deslizar el brazo derecho bajo el otro brazo e intentar enlazar las manos. Empujar los codos entre sí y notar el estiramiento en los omoplatos. Repetir el ejercicio intercambiando los brazos y desplazando los codos hacia la izquierda y la derecha para variar el efecto del estiramiento.

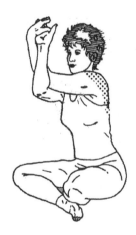

Estiramiento de la parte posterior del hombro y la parte superior de la espalda

Partiendo desde la posición sentada, flexionar las rodillas y separarlas un tanto. Los talones deben unirse y los dedos de los pies deben estar apuntando hacia fuera, cruzando los brazos de modo que con cada mano se pueda asir la punta del pie contrario.

Con el mentón sobre el pecho, tirar hacia atrás los omóplatos, flexionar el tronco ligeramente hacia ambos lados, derecha e izquierda, empujando hacia fuera con los pies. Se puede aumentar la dificultad del ejercicio alejando los talones del cuerpo con lentitud mientras se mantiene la tracción en la parte media y superior de la espalda.

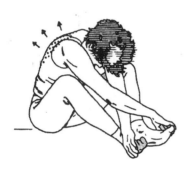

Estiramiento de la parte superior de la espalda

Desde la posición sentada, juntar las plantas de los pies colocando las manos bajo los tobillos y procurando mantener los codos lo más próximos al suelo. Las palmas de las manos deben apoyarse en el suelo. Empujar hacia abajo con los tobillos mientras se ejerce una fuerza hacia atrás en los omóplatos, tratando de tocar el suelo con la cabeza y relajando el tronco hacia delante. Deslizar las manos lo más lejos posible del cuerpo, acercándolas a los talones para aumentar la eficacia del estiramiento.

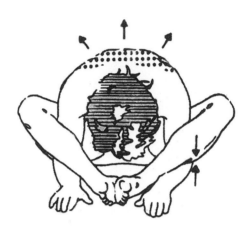

Los hombros y la espalda

Estos estiramientos afectan a un gran número de estructuras tanto a la zona posterior del hombro (deltoides posterior) como a los músculos superficiales y profundos de la espalda del lado que se está estirando, hasta la columna vertebral (trapecio, dorsal ancho, romboides). El trapecio es el músculo superficial que recubre la parte posterior del cuello. El romboideo es un músculo plano que se encuentra entre la columna vertebral y el omoplato.

El hombro humano es una de las articulaciones biomecánicas más complejas debido a que tiene el mayor rango de movimiento en el cuerpo. Tiene una libertad de movimiento muy grande que pueden ir desde flexiones, extensiones, elevaciones laterales, frontales o rotaciones. El gran número de músculos y grupos musculares que actúan sobre esta articulación también hace que los ejercicios destinados a la mejora de la movilidad articular de esta articulación sean muy numerosos.

Estiramiento lateral del tronco y del hombro

Partiendo de la posición sentada, se flexiona una pierna y se apoya la planta del pie en la parte interna del muslo de la contraria. A continuación desplazar la mano hasta alcanzar la pierna extendida intentando agarrar la parte externa del tobillo y manteniendo la vista bajo el codo. El estiramiento consiste en tirar hacia arriba para estirar el lateral del tronco tratando de alcanzar el pie de la pierna extendida.

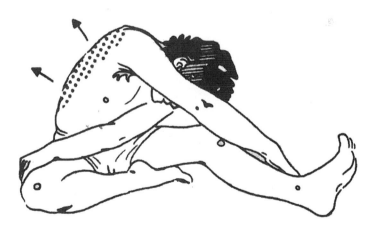

Estiramiento lateral del tronco y de la cadera

Este ejercicio parte de la posición de pie y debe realizarse con el apoyo de una pared. Con los pies paralelos a esta, apoyar las manos lateralmente en la pared y tensar el tronco. Utilizar los abdominales para volver a la posición recta.

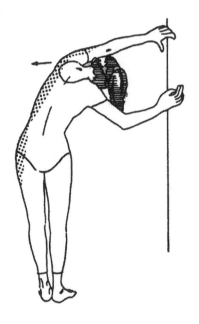

Estiramiento lateral del tronco, el hombro y la cadera

De pie, junto al marco de una puerta, empezar desde la posición inicial del ejercicio anterior. Apoyar en la pared el brazo más alejado de esta y, a continuación, cruzar una pierna por detrás de la otra. El estiramiento se produce automáticamente desde el mismo hombro, a lo largo de la cadera hasta la cara externa del muslo.

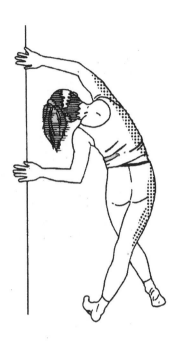

Estiramiento de la columna vertebral

Colocar ambas manos sobre una mesa e inclinarse sobre ella de manera que las manos queden a la altura de las caderas. Intentar juntar los omoplatos y curvar la parte media de la espalda hacia dentro. Para favorecer el ejercicio se pueden flexionar las rodillas si las corvas se hallan demasiado tensas.

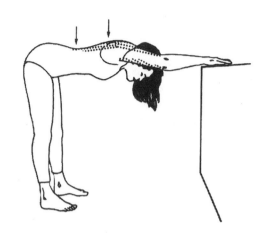

Estiramiento del hombro y la parte media de la espalda

Este ejercicio es similar al anterior pero en un nivel más avanzado. Se puede realizar de pie o de bien de rodillas. Poner los codos en el borde de una silla, juntar las palmas de las manos y empujar la columna vertebral hacia abajo con lentitud, de manera que los hombros puedan ir distendiéndose.

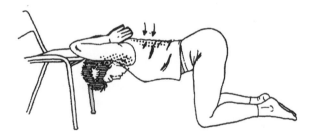

La espalda

La mayor parte de la población sedentaria sufre alguna vez de dolor en la espalda y son muchas las personas que lo padecen casi a diario, de forma crónica. Como regla general el mejor remedio para aliviar los dolores de espalda es practicar ciertos ejercicios de movimientos suaves que ayuden a sentirnos mejor.

Postura del gato

Se trata de un ejercicio para la movilidad de la espina dorsal. Inspirar a medida que se arquea la espalda y se tratan de juntar los omoplatos, manteniendo las rodillas en la vertical de las caderas. Espirar mientras se curva la columna vertebral hacia arriba.

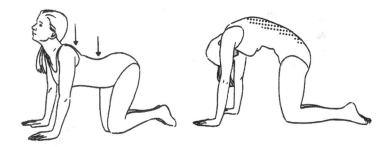

A partir de esta postura, mantener las manos por delante de la cabeza y estirar los brazos lo máximo posible. De la misma manera, estirar la columna vertebral hasta colocar las nalgas entre los pies mirando de que el empeine toque en el suelo.

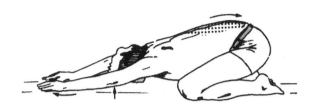

Flexión y extensión de la columna

A partir de la postura del gato, se puede tratar de distender la parte inferior de la espalda avanzando el tronco hacia delante y tratando de llegar con el mentón hasta el suelo pero sin tocarlo. Arquear la espalda en lo posible.

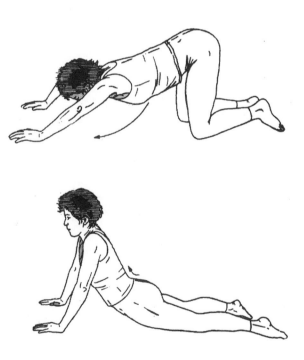

Estructuras de la espalda que pueden originar dolor

Varias estructuras de la columna vertebral pueden causar dolor de espalda:

- Las raíces de los grandes nervios que van a las piernas y brazos están irritadas.
- Los nervios más pequeños que inervan la columna vertebral están irritados.
- El par de músculos grandes de la espalda (erectores de la columna vertebral) están distendidos.
- Los huesos, ligamentos o articulaciones están lesionadas.
- El espacio intervertebral en sí mismo es una fuente de dolor.

Arqueo pasivo de la espalda y estiramiento de abdominales

Con las manos bajo los hombros, intentar mantener la pelvis en el suelo, juntar los omoplatos y relajar los músculos de la espalda a medida que se va arqueando hacia atrás. Para no hacer el ejercicio demasiado complicado, se recomienda en un principio apoyarse en los codos e ir progresando hasta estirar la espalda con lentitud y suavidad. Al estirar hacia arriba y hacia abajo se trabajan los abdominales.

Se puede aumentar el grado de dificultad del ejercicio apoyando los dedos de los pies en el suelo, con los tobillos flexionados y acercando las manos entre sí bajo los hombros. Presionar hacia arriba lentamente sintiendo la tracción de los hombros y la parte inferior de la espalda. Aguantar esta posición al menos cinco segundos. Se puede controlar el peso del cuerpo con los brazos.

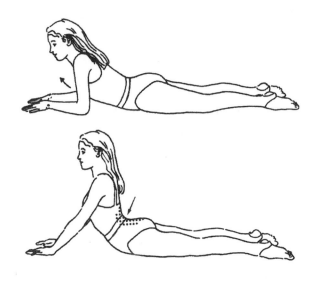

Distensión de la espalda

Con el cuerpo tendido y apoyada toda la espalda en el suelo, levantar las piernas y tratar de que las plantas de los pies se hallen bien apoyadas en el suelo. Para que el ejercicio sea eficaz conviene que la curvatura de la espalda se halle totalmente apoyada en el suelo. Mantener esta postura varios segundos y, a continuación, relajar la musculatura. Este suave ejercicio resulta muy eficaz para aliviar el dolor de espalda producto de una vida sedentaria. Aún más se puede favorecer este trabajo si se coloca un almohadón bajo la cabeza o en la parte inferior de la espalda.

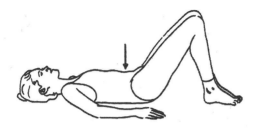

Distensión de la columna vertebral

Con las manos sobre las rodillas y, con estas ligeramente separadas, levantar los pies del suelo mientras se mantienen las caderas perpendiculares a las piernas. A continuación, girar las rodillas hacia la derecha y después hacia la izquierda, lenta y suavemente, de forma alternativa.

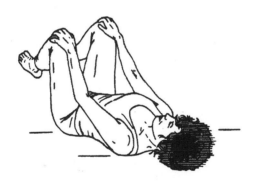

Distensión de la pelvis

Tumbados boca arriba, con la espalda apoyada en el suelo, apoyar las manos sobre las rodillas mientras se levantan los pies. Dejar caer una pierna lateralmente, hasta que la rodilla toque en el suelo. Luego, dejar caer la otra sobre la primera. Levantar la que está encima y dejarla caer hacia el otro lado, apoyando la segunda pierna ahora sobre la primera. Los movimientos hacia uno y otro lado han de ser fluidos y no dejar caer de golpe las piernas.

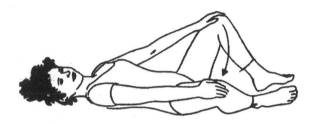

Abrazo de la rodilla

Se trata de un estiramiento muy apropiado para las caderas, las nalgas y la parte inferior de la espalda. Desde la posición estirada sobre el suelo, con la espalda apoyada en este, abrazar una rodilla hasta alcanzar el pecho tratando de llegar con la misma cabeza. A continuación levantar la pierna extendida del suelo y mantenerla en esta posición mientras se estira la pierna flexionada. Este ejercicio permitirá fortalecer los músculos abdominales al estirar los extensores de las caderas.

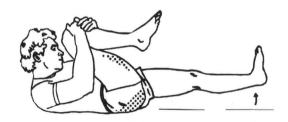

Rotación de columna en posición tendida

Levantar una pierna hacia arriba, por encima de la otra, colocando la mano contraria sobre la rodilla. Empujar hacia el suelo con suavidad, tratando de mantener el hombro en el suelo y el brazo extendido. Girar la mirada en dirección al brazo extendido e intentar el estiramiento de la otra pierna. La eficacia del ejercicio será mayor si la rodilla que empuja ofrece una resistencia a la mano que se le apoya.

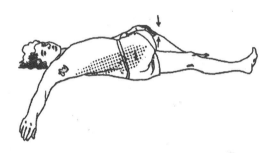

Rotación de columna y cadera

En la misma posición, tumbados boca abajo, cruzar una pierna sobre la pierna flexionada y dejar que el peso de esta presione la otra pierna hasta el suelo. Mantener la cabeza en la dirección contraria y el brazo extendido.

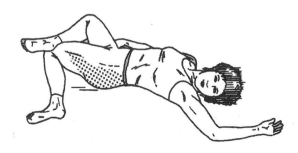

Rotación de columna con las dos piernas

Para flexionar las dos rodillas al tiempo se puede colocar una toalla enrollada entre ambas. Primero rotar en un sentido y luego en el otro, manteniendo, eso sí, la pelvis en el suelo y los pies levantados.

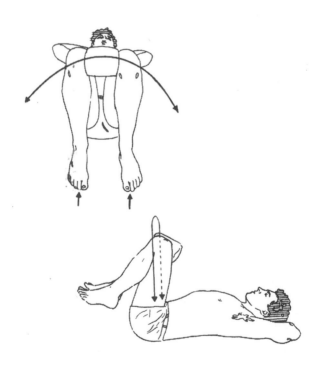

Rotación de la columna en posición sentada

Desde la posición sentada en el suelo, con las nalgas bien apoyadas y las piernas extendidas, colocar un pie en la cara externa de la otra rodilla, con la pierna contraria extendida. Girar cada hombro con el brazo extendido y colocarlo en la cara externa de la rodilla levantada. Presionar la parte externa del codo contra la rodilla con suavidad. Girar los hombros con amplitud, manteniendo erguida la espalda. Colocar una mano entre la rodilla y el tobillo para incrementar el grado de dificultad de este estiramiento.

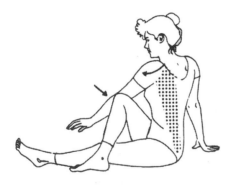

Fortalecimiento de la espalda levantando una pierna

Tendidos boca abajo, este ejercicio le servirá para fortalecer las nalgas y la parte baja de la espalda. Se trata de levantar una pierna hacia atrás y arriba aproximadamente unos 20 cm., tratando de no arquear la parte inferior de la espalda. Debe mantenerse el tobillo flexionado y los dedos del pie apuntando hacia el suelo.

Se puede fortalecer aún más la espalda si se estiran los brazos hacia delante manteniendo los codos próximos a las orejas.

Una variante de este ejercicio consiste en extender una pierna y el brazo contrario, procurando que el mentón se recoja hacia dentro y se alargue la parte posterior del cuello.

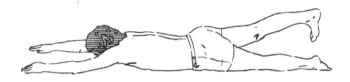

Ejercicio de natación

Es un ejercicio muy útil para el fortalecimiento de la espalda. Doblar una pierna y dirigirla hacia la cabeza mientras se estira el brazo del mismo lado. Repetir mismo ejercicio con la otra pierna y el otro brazo.

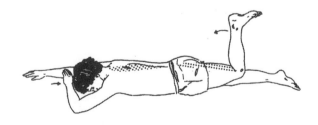

Musculación lateral del tronco

Tumbados de costado, con las piernas en ángulo recto, levantar la cabeza y los hombros al tiempo que se levanta la pierna que no toca el suelo. Extender las manos lo máximo posible a lo largo de la pierna, manteniendo la rodilla y el tobillo de esa pierna paralelos al suelo.

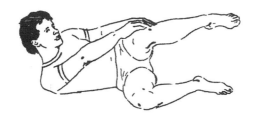

Estiramiento de la parte inferior de la espalda

Desde la posición sentada, estirar una pierna mientras se mantiene la otra flexionada. Apoyar las manos o los codos en el suelo y tratar de avanzar hacia delante con suavidad. Mantener esta posición varios segundos antes de continuar el estiramiento hacia delante. El ejercicio debe comenzar con los dedos de los pies en punta para luego pasar a flexionar el pie hacia atrás. Hay que tratar de avanzar desde las caderas, no desde la región torácica media, que suele ser más flexible.

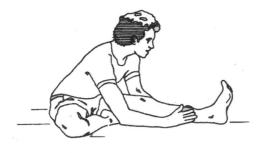

Origen de la cifosis

La cifosis es la curvatura de la columna que produce un arqueamiento o redondeo de la espalda, llevando a que la persona presente una postura agachada o jorobada. En un adulto, la cifosis puede ser causada por:

- Enfermedades degenerativas de la columna (como la artritis o degeneración de discos).
- Fracturas causadas por osteoporosis (fracturas osteoporóticas por compresión).
- Lesión por traumatismo.
- Deslizamiento de una vértebra hacia adelante sobre otra (espondilolistesis).
- Ciertas enfermedades endocrinas.
- Trastornos del tejido conectivo.
- Infección (como tuberculosis).
- Distrofia muscular.
- Neurofibromatosis.
- Enfermedad de Paget.
- Polio.
- Espina bífida.
- Tumores.

Estiramiento de la columna vertebral

Desde la posición sentada y con las piernas extendidas, los tobillos flexionados y los talones contra una pared, cruzar las manos por detrás de la cabeza colocando cada una en el hombro contrario. Inclinar el tórax hacia delante y continuar flexionando la columna en la misma dirección.

Estiramiento lateral del tronco y de la parte inferior de la espalda

Desde la posición sentada, con las piernas separadas y los tobillos flexionados, inspirar profundamente y, a continuación, inclinar el tronco lateralmente mientras se estira cada brazo en dirección de la pierna contraria. En todo momento hay que mantener la espalda recta. Inclinar el tronco hacia delante con las piernas en la misma posición y los brazos extendidos.

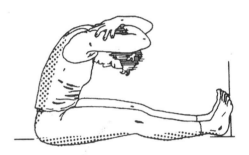

Las caderas

La articulación de la cadera es una articulación que une el miembro inferior con la pelvis, dotando de gran amplitud y movilidad al cuerpo. La articulación está revestida por cartílago, y rodeada de músculos y tendones. Cuenta con estas estructuras para proporcionar soporte, estabilidad y facilitar el movimiento. Es una de las zonas más ignoradas del cuerpo y únicamente nos acordamos de ella cuando se produce dolor o alguna lesión; sin embargo, la usamos a diario.

Estiramiento de caderas

Desde la postura a gatas, empujar una nalga con el fin de notar cómo los músculos dan de sí. Seguir estirando en la región de la cadera.

Se puede hacer el ejercicio más dificultoso al colocar una pierna en un ángulo de 45° con respecto al cuerpo y pasarla por encima de la otra pierna. Apoyar la punta de este pie en el suelo y estirar suavemente la región de la cadera de la pierna flexionada con el peso corporal, tratando de no hundir el cuerpo.

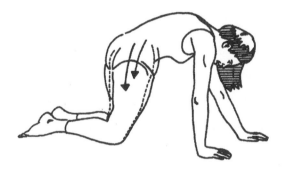

Estiramiento de la zona posterior de las caderas

Desde la posición sentada, flexionar una pierna sobre el suelo de modo que el talón quede alejado de las nalgas. A continuación flexionar la otra pierna por encima de modo que el talón se apoye en el ángulo interno de la rodilla y los tobillos se mantengan en ángulo recto. El ejercicio en sí comienza al inclinarse hacia delante con suavidad mientras se flexiona la columna vertebral hacia delante. Luego, desplazarse hacia la izquierda y la derecha en un movimiento oscilante a fin de notar los músculos externos de las caderas. Repetir el ejercicio con las piernas cruzadas.

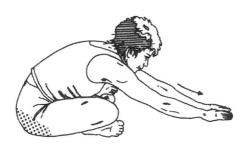

Estiramiento lateral del tronco y de las caderas

Partiendo de la posición sentada, con las piernas cruzadas, colocar un codo en el suelo y estirar todo el tronco hacia ese lado. A continuación realizar el mismo ejercicio hacia el otro lado.

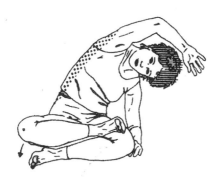

Estiramiento de la región externa de la cadera

Desde la posición de pie, colocar una pierna tras el talón a una pequeña distancia. Apoyar el lado externo del pie en el suelo y reclinar con todo el peso del cuerpo sobre la cadera. No hay que flexionar las caderas sino alejar el tórax de la cadera en la que se está realizando el estiramiento, manteniendo en línea con la cadera. Al deslizar la pierna en diagonal y alejarla del pie se aumenta la dificultad del ejercicio.

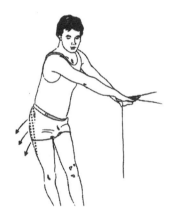

Musculación de las caderas

Desde la posición estirada, sobre uno de los costados y con las piernas extendidas, levantar la pierna que queda por encima con los pies flexionados con el empeine hacia el suelo. Levantar la pierna unos 30 grados del suelo y girar la rodilla ligeramente hacia abajo. Bajar la pierna procurando que las piernas no se toquen. Mantener los pies, las caderas, y los hombros alineados y sin arquear la espalda. Subir y bajar la pierna al menos diez veces.

Se puede incrementar la dificultad del ejercicio si se coloca un cinta tensora entre un tobillo y el otro.

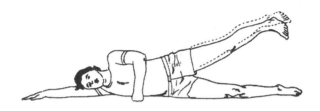

Musculación de la región externa de la cadera

Partiendo desde la misma posición que el ejercicio anterior, flexionar la pierna que se halla en el suelo, manteniendo doblada la rodilla de la otra pierna, y la cadera y el hombro se hallen alineados. No hay que arquear la espalda ni desplazar la cadera ni la rodilla hacia atrás. Con el fin de facilitar el ejercicio se puede colocar un cojín entre ambas piernas. Tensar las nalgas y levantar ligeramente la rodilla respecto al pie. Levantar un poco más la pierna sin flexionar la cadera. Relajar y repetir el ejercicio de nuevo hasta un total de diez o quince veces.

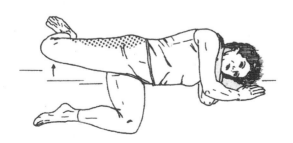

Glúteos

Los glúteos pueden contraerse para mover las caderas en todas direcciones: arriba, abajo, delante, atrás y de lado a lado. Y puesto que son grandes, trabajándolos se puede aumentar la tasa metabólica. Se trata del mayor grupo muscular del cuerpo, así que entrenar el trasero es también una excelente forma de quemar calorías.

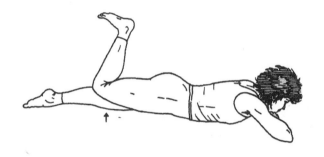

Musculación de los glúteos

En decúbito prono, flexionar una pierna en ángulo recto mientras se empuja la pelvis contra el suelo, se tensa la nalga y se levanta la pierna flexionada procurando no arquear la espalda.

Este ejercicio también se puede realizar a gatas, apoyando los codos en el suelo y tratando de no estirar demasiado la parte inferior de la espalda.

Musculación de los glúteos y de los músculos posteriores del muslo

Estirado en el suelo boca arriba, extender una pierna y flexionar la otra, levantando las nalgas y manteniendo la pelvis paralela al suelo. Al levantar la pierna cada vez un poco más se dificulta el ejercicio y, con ello, se desarrolla en mayor medida la musculación de la zona. Repetir el ejercicio con la otra pierna.

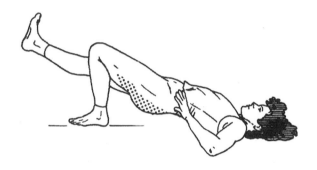

Abdominales

Los músculos del abdomen se distribuyen en tres grupos: anterior, lateral y posterior, que constituyen en gran parte las paredes abdominales, las cuales están cerradas superiormente por el diafragma e inferiormente por la pelvis.

Se distinguen diversos tipos de músculos abdominales:

❏ Piramidal del abdomen: Se trata de un músculo abdominal que se puede apreciar en la parte enteroposterior del abdomen, frente al recto mayor. Es un músculo que se inserta en la línea alba originándose en la región del pubis. Se destaca que es un músculo del cual carecen alrededor del 20 por ciento de las personas, es decir, una parte importante de la población no cuenta con este músculo.

❏ Recto mayor del abdomen: Se trata del par más evidente a simple vista de los músculos abdominales. Suelen ser muy llamativos en las personas entrenadas, pues los «segmentos salientes» que forman suelen verse a través de la piel en personas delgadas o bastante ejercitadas. Se insertan con el esternón en su parte superior y por la parte inferior se insertan en la región púbica. Se aprecian ciertas marcas características, que se deben a que es un músculo segmentado, por medio de unos tendones de unión entre las masas de fibra muscular. Cumplen la función de mantener la postura corporal, permitiendo la elevación (flexión de la columna vertebral), y mantenimiento erguido del tronco, así como proteger a los órganos internos y ayudar en el movimiento respiratorio y de expulsión de los alimentos (ejerciendo presión internamente a los intestinos).

❏ Transverso del abdomen: Cubre los costados abdominales (se ubica en la parte interior, «pegada» a los órganos internos), se inserta en la línea alba y con la vaina de los músculos rectos del abdomen. Este músculo contribuye al movimiento de rotación del tronco contrayéndose hacia un solo lado, y en el caso de que los dos músculos transversos se contraigan, generan presión interna, ayudando por ejemplo al movimiento de respiración.

❏ Oblicuo externo del abdomen: Es el músculo abdominal que se inserta dentro de la vaina de los rectos del abdomen y con el labio externo de la cresta iliaca, cubriendo el costado abdominal, protegiendo a los órganos internos. Realiza un movimiento de contracción que flexiona el tronco hacia el mismo lado (de la contracción), y permite el movimiento de rotación del tronco hacia el lado contrario. Además contribuye a la respiración junto con los demás músculos abdominales.

❏ Oblicuo interno del abdomen: Su naciente se ubica entre la 5ª y la 12ª costilla insertándose en la lámina interior de los músculos rectos abdominales y en el labio externo del hueso íleon (en la cresta iliaca). La retracción de estos músculos contribuye a la rotación del tronco, gracias a que su contracción permite la flexión lateral del tronco así como la rotación del mismo.

Abdominales para principiantes

Se trata en este ejercicio de reforzar la musculación de los abdominales superiores. Con las piernas recogidas y el mentón sobre el pecho, levantar la cabeza y los hombros unos 30 grados. Tensar las nalgas durante la flexión del tronco sin sacar el mentón y manteniendo la cabeza alineada con el tronco al flexionar.

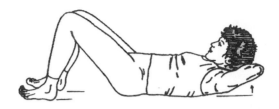

Abdominales de mayor dificultad

Flexionar las rodillas y alzar los pies del suelo. Tensar los glúteos y cruzar las manos tras la nuca, apoyándolas en el hombro contrario. Con la cabeza recostada así sobre los brazos, utilizar los abdominales para levantar el tronco siempre manteniendo el cuerpo en línea recta.

Este ejercicio también se puede llevar a cabo con las piernas extendidas, apoyando un pie sobre las puntas del otro y repitiendo el ejercicio intercambiando las piernas.

A continuación llevar las piernas bien rectas y perpendiculares a las caderas hacia arriba y realizar los mismos ejercicios de flexión abdominal.

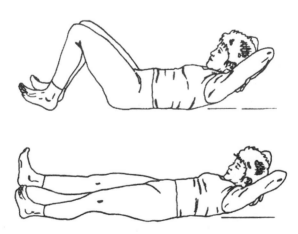

Abdominales en posición tendida

En decúbito prono, y con las rodillas flexionadas y las plantas de los pies sobre el suelo, levantar los glúteos del suelo al tiempo que se levanta la cabeza y los hombros ligeramente. No es este un ejercicio fácil pero sin duda se consiguen unos buenos abdominales al repetirlo diversas veces.

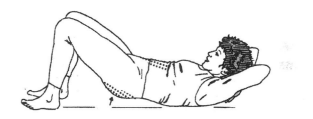

Musculación de los oblicuos

Se parte de la posición estirada en el suelo. Con las piernas flexionadas, tratar de levantar una rodilla sin llegar al pecho. Colocar las manos a ambos lados de la cabeza, con los codos flexionados. El ejercicio consiste en tratar de tocar la rodilla con el codo contrario, no el codo con la rodilla.

A continuación tratar de mantener la rodilla en la vertical de las caderas, con la parte inferior de la espalda pegada al suelo e intentar llevar el codo contrario a la rodilla. Al intentar extender la otra pierna se incrementará la dificultad del ejercicio.

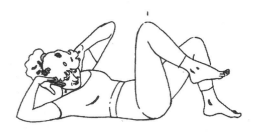

Los músculos oblicuos

Uno de los grupos musculares más difíciles de desarrollar, tonificar y marcar son los abdominales oblicuos, los cuales, mediante un entrenamiento con ejercicios adecuados, permiten tener un abdomen y cintura bien definidos y fuertes.

Los abdominales oblicuos son los músculos que tenemos justo a los costados, en la cintura. Utilizamos estos músculos cuando hacemos giros del tronco o flexionamos la columna lateralmente.

La función de los oblicuos es colaborar en la torsión y flexión del tronco y en la estabilización del mismo cuando el brazo opuesto eleva una carga.

Musculación básica de los abdominales inferiores

La posición inicial es tendido boca arriba, abrazando una pierna contra el pecho. Mantener contraídos los abdominales mientras se trata de levantar la pierna contraria al suelo con la rodilla flexionada. Se puede mantener una mano sobre el abdomen para asegurarse de que estos músculos estén trabajando adecuadamente durante el ejercicio. Con la parte inferior de la espalda pegada al suelo, estirar la pierna y flexionarla de nuevo. Los principiantes quizá precisen apoyar el talón en el suelo hasta que se consiga levantar bien la pierna durante todo el ejercicio.

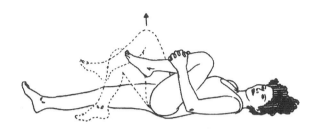

Musculación avanzada de los abdominales inferiores

En la misma posición que antes, esto es, boca arriba, colocar las manos por encima de la pelvis, en la zona de los abdominales inferiores. Tensarlos, sentir esa tensión, y levantar una rodilla hacia arriba mientras la otra pierna también se levanta poco a poco. Mantener las dos piernas alzadas durante unos segundos y relajar. De nuevo volver a proceder al ejercicio y repetir diversas veces. En cualquier caso hay que tratar de no acercar la rodilla al pecho con el fin de reforzar al máximo la musculación abdominal.

Si se desea encarecer más el trabajo y hacerlo más exigente, proseguir extendiendo una pierna lentamente, con el tobillo flexionado. Repetir el ejercicio varias veces en cada pierna para conseguir estabilizar la pelvis.

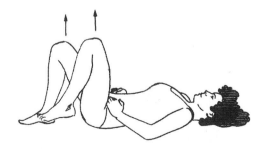

Musculación de los abdominales inferiores

En la posición decúbito prono, levantar ambas piernas de manera perpendicular al tronco del cuerpo. Al principio se recomienda flexionar las rodillas y las caderas al levantar las piernas, con el fin de proteger la espalda. Empujar los talones entre sí y flexionar los tobillos. A continuación describir varios círculos pequeños en el sentido de las agujas del reloj y, después, repetir el ejercicio en sentido contrario.

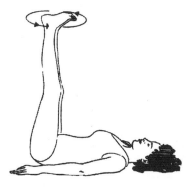

Ejercicios de musculación avanzada para los oblicuos

En la misma posición que el ejercicio anterior, dejar caer las piernas juntas a cada lado unos 20 cm y, en un movimiento oscilante, llevarlas al otro lado de la perpendicular otros 20 cm. Relajar y volver de nuevo repitiendo el ejercicio entre diez veces.

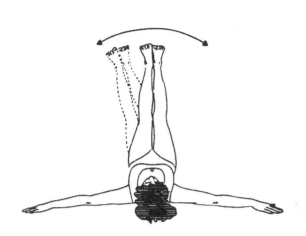

Estiramiento de los músculos de la cara interna del muslo

Este es un ejercicio muy práctico para estabilizar la pelvis. Boca arriba, con las rodillas flexionadas y las plantas de los pies en el suelo, colocar las manos encima de la pelvis y dejar caer lateralmente la rodilla hacia el suelo. Utilizar los oblicuos del lado contrario para devolver la rodilla al centro, tensando y contrayendo el abdomen. La contracción debe consistir en meter el abdomen hacia dentro y alisar el estómago. Proseguir realizando el ejercicio con una pierna extendida.

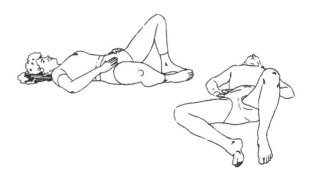

Béatrice Lassarre

Ejercicios para fortalecer el suelo pélvico

Ciertos ejercicios como un embarazo, un parto o tener so-brepeso pueden debilitar la pelvis. Cuando esos músculos se debilitan, se puede recurrir a una serie de ejercicios para fortalecerlos.

En 1948, el Dr. Kegel ideó una serie de ejercicios para for-talecer los músculos pélvicos. Los ejercicios de Kegel para el suelo pélvico son especialmente útiles para fortalecer esa musculatura interna que, en forma de rombo o diamante, cie-rra el estrecho inferior de la cavidad abdomino-pelviana.

- Movimiento de cadera: Consiste en mover la cadera hacia adelante y atrás de la misma forma que si fuera un péndulo, mientras relajamos los esfínteres cuando tiramos la cadera hacia atrás, y los contraemos mien-tras acercamos el pubis hacia el abdomen.

- Sentados sobre el balón: Utilizando un balón o pelo-ta de ejercicios, debemos sentarnos sobre él situando las manos bajo la cadera y realizando un movimiento lateral que cambie el peso de un lado a otro de la pelo-ta. Igualmente podemos realizar un movimiento hacia adelante y atrás.

- Otro ejercicio con balón: Sentados igualmente sobre un balón medicinal, contraer la pared abdominal, se-parando y juntando las rodillas. Mientras, tratar de mantener los pies unidos, de forma que activaremos la musculatura del suelo pélvico.

Piernas

Se ha comprobado que un cuerpo musculado quema más energía que uno que no lo está, aún en reposo. Esto se debe a que la masa muscular (todo lo contrario que la grasa) es un tejido activo desde el punto de vista energético.

Los músculos y articulaciones de las piernas proporcionan fuerza y estabilidad al cuerpo. Estos músculos sirven para soportar el peso del cuerpo y proporcionar la potencia necesaria para realizar actividades tan habituales como andar, correr y saltar. También absorben los impactos acumulativos de esas actividades. Los huesos de las piernas están ceñidos por grupos de potentes músculos que permiten a las piernas doblarse (flexión), estirarse (extensión), moverse separándose del cuerpo (abducción) y juntarse a él (aducción).

Los principales músculos de las piernas son:

- Gemelos: Situados en la parte posterior de una pierna.
- Sóleo: Situado al lado del gemelo, en la parte posterior de la pierna.
- Aductores: Localizados en la parte interna del muslo.
- Cuádriceps: Situados en la parte anterior del muslo.
- Isquiotibiales: Localizados en la parte posterior del muslo.
- Psoas: Situados entre la cabeza del fémur y la cadera.

Estiramiento de los músculos de la cara interna del muslo

Con los pies separados y puestos en paralelo, desplazar el peso sobre una pierna y descender flexionando la rodilla. El estiramiento debe notarse en la cara interna del muslo. A continuación, repetir el ejercicio flexionando hacia arriba el pie de la pierna extendida.

Los glúteos deben tratar de acercarse al suelo lo máximo posible pero sin tocarlo. Apoyar el codo en la cara interna de la rodilla flexionada y girar la cadera de este lado hacia fuera para aumentar la eficacia del estiramiento, ejerciendo fuerza sobre la rodilla con el codo y viceversa.

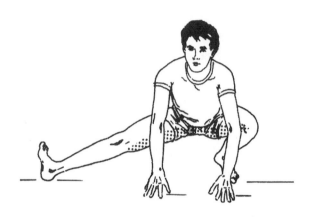

Estiramiento de los músculos de la cara anterior del muslo

En posición sentada, con las plantas de los pies juntas y los codos apoyados sobre la cara interna de las rodillas, ejercer una suave presión sobre las rodillas. A continuación distender esa presión y estirar las piernas aproximándolas al suelo. Inclinarse hacia delante manteniendo siempre recta la espalda.

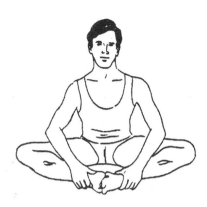

Trabajo sobre la cara interna del muslo

La posición de partida es de costado, con el brazo que toca el suelo bien extendido por encima de la cabeza. Luego, flexionar la pierna que no toca el suelo y levantarla repetidas veces. Con el fin de hacer el ejercicio más complejo se puede levantar la cabeza levemente, apoyándola sobre la mano.

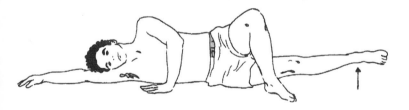

Estiramiento del cuádriceps

De pie, con las piernas juntas, elevar un pie por detrás y agarrarlo con la mano del mismo costado, empujando el pie hacia los glúteos. Las rodillas deben mantenerse próximas entre sí, procurando no arquear la espalda ni flexionar la cadera y manteniendo contraído el abdomen.

Este ejercicio también puede realizarse apoyando el pie en una silla o en una barra. Es recomendable flexionar la pierna en la que no se realiza el estiramiento para que el ejercicio sea más eficaz.

Se puede dificultar aún más el ejercicio si se tiende el cuerpo a lo largo de una mesa boca abajo y se coloca una pierna en e! suelo, apoyando la planta del pie y flexionando un tanto la rodilla. Agarrar el otro pie con la mano del mismo costado, doblando la pierna hacia atrás y acercando el talón a los glúteos. Para aumentar la eficacia del estiramiento, apoyar la cabeza en el borde de la mesa. La parte inferior de la espalda debe mantenerse recta, no arqueada.

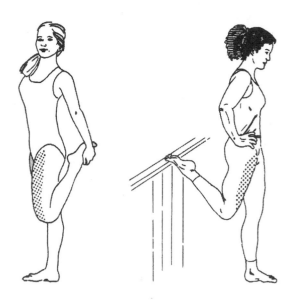

El cuádriceps

El cuádriceps está formado por cuatro músculos diferentes: el vasto lateral, vasto medial, vasto intermedio y el recto femoral.

Son los músculos más poderosos en el cuerpo, lo cual tiene sentido ya que se requieren para mover y dar soporte al hueso más grande del cuerpo, el fémur.

Además de ser los responsables de la extensión de las rodillas, estos músculos, especialmente el vasto interno, participan en la estabilización de la rodilla.

Por eso, tener cuádriceps fuertes y sanos es una forma de tener rodillas sanas, mientras que tener cuádriceps débiles, acortados o tensos aumenta el riesgo de lesión. El fortalecimiento de estos músculos colabora a dar estabilidad a las rodillas, para así prevenir y recuperar lesiones.

Movilidad de caderas

Tendidos boca abajo, flexionar una rodilla y descender progresivamente primero hacia un lateral y luego hacia el centro, todo ello sin girar la pelvis.

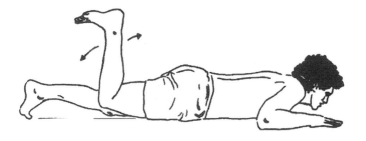

Estiramiento de los flexores de cadera

En este ejercicio se trabaja el cuádriceps y el psoas ilíaco. De rodillas, con la espalda recta y los glúteos contraídos, con la punta del pie apoyada en una pared, empujar el abdomen hacia arriba y hacia adentro. Flexionar el tronco hacia el lado contrario del costado que se está estirando. El estiramiento debe recorrer la parte anterior del muslo y llegar hasta las ingles.

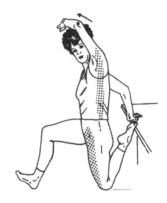

Musculación del cuádriceps

Este es un ejercicio muy simple pero muy efectivo. Con el cuerpo boca arriba, flexionar el pie hacia atrás, tensar el músculo y levantar la pierna. Bajar la pierna y tratar de levantarla sin que haya tocado el suelo.

Para hacer el ejercicio más dificultosa se puede colocar una cinta tensora entre los dos pies o bien una pesa sobre la pierna que se trata de levantar. La rodilla debe estar recta en todo este proceso y se deben ejercitar las dos piernas por igual.

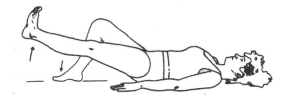

Musculación de la parte interna del cuádriceps

En un taburete bajo o bien en una silla, extender una pierna horizontalmente. Colocar una mano sobre la cara interna del cuádriceps y descender la pierna unos 30°, contrayendo el músculo. Levantar la pierna de nuevo hasta que vuelva a extenderse de manera completamente horizontal. Por último, girar el pie hacia fuera, manteniéndolo flexionado, mientras se estira la rodilla.

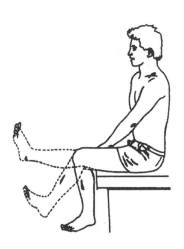

Steps para reforzar la musculación

Para realizar este ejercicio será necesario disponer de una tarima sobre la que tensar el cuádriceps a medida que se flexiona y se estira la pierna.

Es preciso tensar el músculo interno, puesto que resulta el más débil del conjunto de músculos que forman el cuádriceps.

Durante el ejercicio, extender la otra pierna fuera de la tarima. La musculación de este músculo, combinada con el estiramiento de los abductores de cadera, servirá de ayuda en el caso de sufrir el «síndrome del corredor».

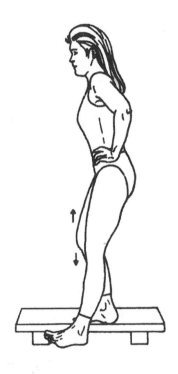

El síndrome del corredor

El síndrome de la cintilla iliotibial, comúnmente denominado rodilla o síndrome de corredor, es una de las afecciones más frecuente de los corredores de media y larga distancia. El dolor aparece al comenzar a correr, se acentúa con las pendientes en subida y en bajada, y con los ritmos lentos, porque aumenta aún más el roce de la cintilla. Es un dolor quemante que se incrementa con el tiempo y que puede llevar a que se abandone el entrenamiento.

Los factores que pueden llevar a ello son:
- Mal alineamiento del eje de la pierna.
- Debilidad de los abductores que lleva a una excesiva rotación de la rodilla hacia adentro.
- Dismetría de los miembros inferiores.
- Genu varo (piernas arqueadas).
- Inadecuada técnica de running.
- Terrenos duros e irregulares.
- Sobre-entrenamiento.
- Incorrecta planificación de entrenamientos.
- Calzado inadecuado.

Ejercicios para el tendón de la corva

El tendón de la corva es un músculo de gran tamaño que baja por la parte posterior de los muslos. Está compuesto por tres músculos diferentes que tienen su origen en la pelvis y que se extienden hasta la parte inferior de las rodillas. La fortaleza del tendón de la corva está directamente relacionada con su capacidad de resistencia a desgarros y lesiones. Por esta razón, seguir un plan para fortalecer este músculo es una inversión en salud.

Estiramiento de las corvas en posición sentada

Desde la posición sentada, arquear la parte inferior de la espalda y extender una pierna. Del mismo modo, intentar flexionar los dedos de los pies hacia atrás con el fin de que los músculos de la pantorrilla se estiren. Este ejercicio resulta muy útil para el estiramiento de las corvas.

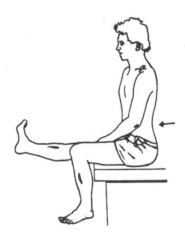

Estiramiento de las corvas de pie

Este ejercicio está especialmente indicado para aquellas personas que tienen una vida sedentaria. Se puede realizar en cualquier lugar y puede servir para estirar los músculos de las piernas y la parte inferior de la espalda.

Inclinarse hacia delante, colocando un pie por delante, flexionando el tobillo y los dedos del pie hacia atrás. Comenzar el ejercicio con la rodilla ligeramente flexionada y, a medida que inclinamos hacia delante, estirar más la rodilla hasta notar el estiramiento de las corvas y en la pantorrilla.

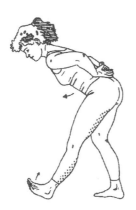

Estiramiento de las corvas con una silla

Colocar un pie sobre una silla, con la rodilla ligeramente flexionada y el tobillo y los dedos del pie flexionados hacia atrás. Con la espalda recta, se debe flexionar el tronco hacia delante desde las caderas.

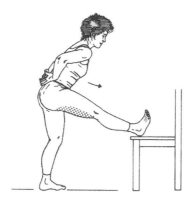

Estiramiento de las corvas con una barra o una mesa

De pie frente una mesa, levantar la pierna derecha hasta colocar el talón sobre la superficie de la mesa. Lo ideal es que la pierna alzada se halle en un ángulo de 90° respecto a la otra. Quizá las primeras veces será difícil conseguir esta postura pero con la práctica seguro que se conseguirá. Flexionar el tronco hacia delante, manteniendo recta la espalda y el tobillo y los dedos del pie flexionados.

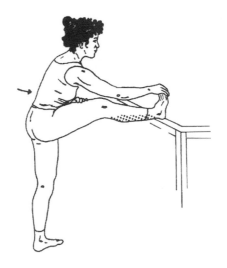

Estiramiento de las corvas en la posición de rodillas

Se trata este de un ejercicio más avanzado, que sólo podrán practicar las personadas ya iniciadas en el ejercicio físico y en los estiramientos.

De rodillas, se avanza una pierna mientras por delante. Se flexiona el tronco hacia delante manteniendo recta la espalda y el tobillo y los dedos del pie flexionados.

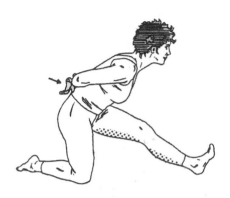

Estiramiento de corvas y parte inferior de la espalda

Con un pie apoyado en la cara interna del muslo de la pierna extendida, se colocan las manos a cada lado de esta última. Se flexionan los codos con suavidad y se inclina el tronco hacia delante, no sólo la cabeza y los hombros.

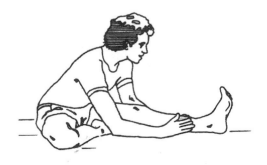

Estiramiento de las corvas en posición tendida

Se flexiona una rodilla y se trata de llevar hacia el pecho. A continuación se apoya la mano contraria en la parte posterior del muslo y se intenta estirar esta pierna con una mano detrás del tobillo, empujando hacia sí.

Al empujar en la cara externa e interna del pie se irá variando el estiramiento. Con el fin de facilitar el ejercicio se puede acudir a una toalla o una cinta para atraer el pie.

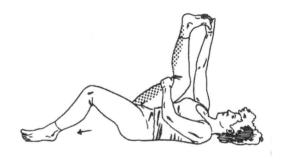

Estiramiento combinado de las corvas y la cara interna del muslo

La posición de partida es en cuclillas, apoyando el peso del cuerpo en los dedos del pie y manteniendo la rodilla flexionada mientras se extiende la otra pierna. Los glúteos deben tratar de acercarse al suelo mientras se flexiona el pie de la pierna extendida hacia atrás. Como contrapeso, disponer el codo en la cara interna de la rodilla flexionada. El estiramiento mejora en eficacia con la flexión hacia delante del tronco mientras se mantiene recta la espalda.

Estiramiento de las corvas y la pantorrilla

De rodillas, tratar de colocar un pie sobre una silla. Como puede observarse por la posición de partida este es un ejercicio de nivel avanzado que conviene realizar bajo la atenta mirada y control de un entrenador para no tomar riesgos de lesiones innecesarios. A continuación llevar una mano hasta los dedos del pie y flexionar hacia atrás. Hay que mantener el tobillo en un ángulo de 90°, con la rodilla ligeramente flexionada y la espalda recta. El ejercicio se completa cuando se trata de llevar el cuerpo hacia delante sujetando el pie con la cara interna y externa alternativamente, variando así el estiramiento.

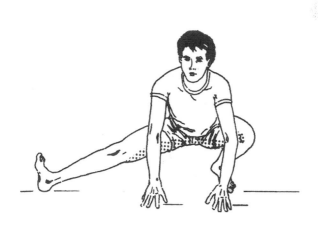

Estiramiento de los músculos internos y externos de las corvas

De pie, inclinar el tronco hacia abajo flexionando las rodillas en la medida que permita alcanzar los dedos de los pies. Cruzar una pierna por delante de la otra y estirarlas, primero una y después la otra. Repetir el ejercicio a la inversa, cruzando ahora por delante la pierna que antes estaba por detrás.

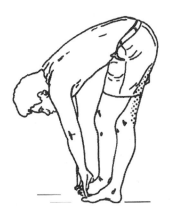

Estiramiento de la región externa de la cadera

De pie, llevar una pierna sobre una mesa situada frente a sí. Flexionar la pierna y llevarla hacia fuera. Mantener la espalda recta y flexionar el tronco hacia delante tratando de estirar la parte externa de la cadera.

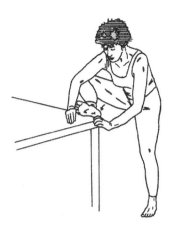

Estiramiento de la parte superior de las corvas

Desde la posición tendida boca arriba, colocar un tobillo sobre la otra pierna flexionada. A continuación, abrazar la pierna
flexionada contra el pecho. Se debe notar una cierta resistencia del tobillo frente a la rodilla y viceversa, de manera que au-
mente la eficacia del estiramiento. La parte superior del grupo
muscular de las corvas y la base de los glúteos recibirán directamente los beneficios de este estiramiento.

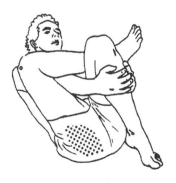

Musculación de las corvas y los glúteos por resistencia del pie

De pie, flexionar el tronco desde las caderas hacia delante y apoyar a continuación los codos sobre una superficie dura, como una mesa. Situar una cinta tensora en los tobillos y empujar una pierna hacia atrás. Llevar una pierna hacia atrás y a la posición de partida diversas veces y repetir el ejercicio.

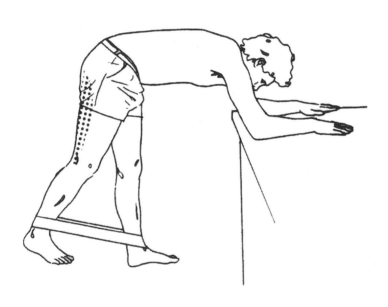

El tendón de la corva

El tendón de la corva se refiere a un conjunto de tres músculos, que comienzan desde el área de la pelvis (las caderas), pasa a través de la parte posterior de las piernas y finalmente, termina en el hueso de la espinilla.

Por separado estos tres músculos ayudan a las rodillas a moverse hacia adentro y a los pies hacia afuera, pero juntos tienen funciones más grandes y complejas: flexionan las rodillas y extienden las caderas. El cuidado y fortalecimiento de estos músculos es vital. Este grupo de tres músculos ubicados en la parte posterior de cada muslo se encargan de sostener las rodillas y resultan esenciales para el equilibrio. Además, permiten doblar las rodillas, siendo de los músculos que se lesionan más a menudo. Fortalecerlos evitará muchas lesiones, por lo que debemos incluir los ejercicios de estiramiento de corvas entre nuestra rutina física.

Ejercicios para las pantorrillas

Las pantorrillas están ubicadas en la parte posterior de la pierna, justo debajo de la parte posterior de las rodillas. Su función principal es soportar el peso de tu cuerpo. Si no son muy resistentes se puede llegar a sufrir lesiones a la hora de hacer ejercicio o algún tipo de esfuerzo.

Las pantorrillas se componen principalmente de dos músculos: el gastrocnemio y el sóleo. Estos músculos trabajan juntos constantemente para soportar el peso del cuerpo, por lo que desarrollarlos requiere tiempo, esfuerzo y puede ser algo doloroso al principio.

Estiramiento de las pantorrillas

El ejercicio parte apoyándose con las manos en una pared próxima. Levantar el puente del pie ligeramente. Alineando la cadera y la rodilla, inclinar el cuerpo hacia delante. Primero estirar una pierna y, a continuación, estirar la otra. Conviene no arquear el puente del pie contra el suelo durante el estiramiento, ya que esto podría causar una extensión excesiva de los ligamentos del pie.

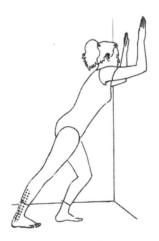

Estiramiento de la pantorrilla y del flexor de los dedos del pie

Partiendo de la misma posición de pie, con los dedos de un pie y el tobillo flexionados hacia atrás, apoyar el peso del cuerpo contra una tarima. Mantener el talón en el suelo e inclinar el tronco hacia delante, con la espalda bien recta. El cuerpo debe notar cómo se produce el estiramiento de la pantorrilla. Para variar el estiramiento se puede girar el pie hacia el centro.

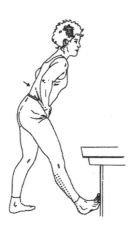

Estiramiento de las pantorrillas en steps

En el borde de una tarima, ir descendiendo poco a poco los talones fuera de la tarima. Realizar primero el ejercicio con los pies ligeramente abiertos y luego con los pie cerrados con el fin de estirar ambos extremos de los gemelos.

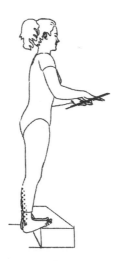

Estiramiento de la región externa de las pantorrillas

Colocar una venda doblada bajo el puente de un pie. A continuación apoyar bien el talón de ese pie en el suelo e inclinar el tronco hacia delante, sin doblar la rodilla. Mantener la posición varios segundos y doblar la rodilla. Es este un ejercicio muy útil para fortalecer el talón de Aquiles.

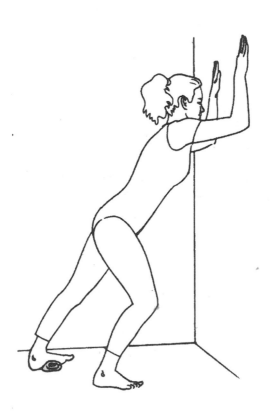

El tendón de Aquiles

El tendón de Aquiles corre desde la parte trasera del talón hacia la parte trasera de la pierna, donde se conecta con los grandes músculos de la pantorrilla. Cuando este tendón tensa los músculos de la pantorrilla, esta no puede funcionar completamente, lo que da como resultado calambres, dolor o tendinitis. Unos pocos y simples ejercicios pueden fortalecer este tendón y darle más energía a las piernas.

Un entrenamiento excesivo –por ejemplo en el caso de los runners–, unas caderas poco flexibles o una debilidad general de los músculos que estabilizan el tobillo pueden llevar a molestas tendinitis en esta zona.

Los corredores suelen centrarse en estirar grupos musculares aislados (como los de la pantorrilla) para prevenir lesiones en el tendón de Aquiles.

Los tipos de lesiones más usuales en esta zona son:

- Tendinitis/tendinosis de Aquiles: Se caracteriza por la rigidez o dolor en el tendón que empeora gradualmente. El dolor puede ser fácilmente identificado por pellizcar el tendón. Las características típicas incluyen la progresión de dolor durante un período de tiempo que disminuye el resto. El tendón también puede ser doloroso al tacto. Si el dolor persiste durante unas semanas o meses después que se conoce como tendinitis crónica.

- La ruptura del tendón se refiere a desgarro del tendón, que podría ser o bien una completa o un desgarro parcial dependiendo de la intensidad de la lesión.

- Tendón bursitis es la inflamación de los tejidos alrededor del tendón que proporcionan una amortiguación de las articulaciones. Tendón de Aquiles bursitis en general se caracteriza por la presencia de un punto sensible cálido e hinchazón en la parte posterior del talón.

Estiramiento del tendón de Aquiles

En la misma posición que el ejercicio anterior, flexionar una rodilla para estirar el tendón de Aquiles y el sóleo. Primero estirar una pierna y, a continuación, estirar la otra pierna.

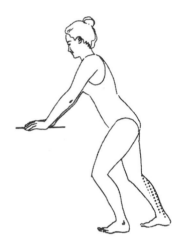

Estiramiento del flexor de los dedos del pie

En posición sentada, estirar las piernas por delante, agarrando el dedo gordo del pie con la mano y estirar hacia el tobillo. El dedo debe poder flexionarse hasta unos 60 o 90°, y no aparecer dolor en el puente, lo que significaría que se padece de fascitis plantar.

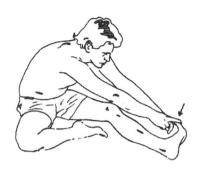

Estiramiento y musculación de las pantorrillas

Sobre una tarima, apoyar sólo la parte delantera de los pies y dejar caer hacia atrás los talones hasta que los tobillos se hallen en un nivel inferior a la tarima. Este simple ejercicio debe bastar para percibir el estiramiento de las pantorrillas. A continuación levantar las puntas de los dedos de los pies. Repetir el ejercicio en cada pierna para así tonificar las pantorrillas y los tobillos.

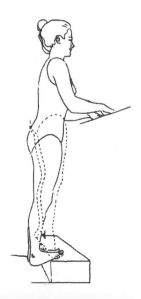

Estiramiento de la región externa de las pantorrillas y los muslos

Desde la posición sentada, con la rodilla flexionada, agarrar con la mano contraria a la pierna extendida de la planta del pie y empujar los dedos del pie y el tobillo hacia atrás mientras se estira la rodilla.

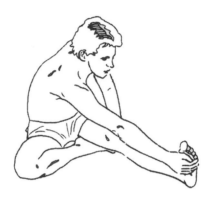

Musculación de la cara externa del tobillo

Colocar una cinta tensora alrededor del empeine de los pies y extender los dedos hacia arriba y hacia fuera. Con las piernas separadas estirar la cinta tensora hacia fuera y retornar a la posición inicial al menos diez veces. Este ejercicio le resultará muy eficaz para reforzar los tobillos y evitar posibles lesiones.

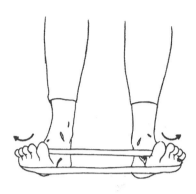

Musculación del tobillo

Este es un ejercicio muy sencillo y muy eficaz. Consiste en flexionar una pierna hacia atrás, en la posición de pie, mientras el cuerpo se sostiene sobre las puntas de los dedos de la otra pierna. Es posible que para la realización del ejercicio se precise de un punto de sujeción con una mano las primeras veces, pero con la práctica dejará de ser necesario.

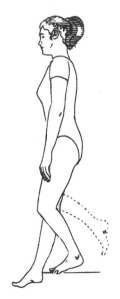

Sobre la tabla oscilante

Se trata de un ejercicio que trata de mejorar el equilibrio. Apoyándose en una mesa, tratar de subirse a una tabla oscilante con los dos pies. Abandonar el punto de sujeción y trabajar el equilibrio con los ojos cerrados.

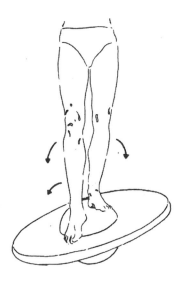

Activación de los músculos interóseos de los pies

Muy fácil. Se trata de recoger lápices o pequeños objetos con los dedos de los pies desde una posición sentada en una silla. Es un ejercicio que puede ayudar mucho a las personas que tienen los pies planos, ya que confiere vigor y desarrolla los músculos que sostienen el pie.

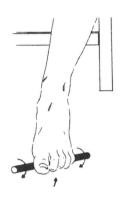

Movilidad del tobillo

Agarrar un pie desde la posición sentado y hacer rotar el tobillo, primero en un sentido y luego en el otro. A continuación, aflojar los huesos del empeine con la mano y estirarlos. Así, se conseguirá dar descanso a los pies después de una dura jornada de trabajo.

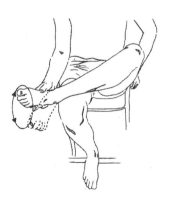

Tipos de lesiones musculares

Los diferentes tipos de lesiones musculares suelen generarse por motivos diferentes. Y se pueden dividir en lesiones por acortamiento o bien por elongación:

Por acortamiento

- **Inflamación muscular de efecto retardado:** Este dolor aparece unos días después de la práctica de un ejercicio o esfuerzo intenso o no habitual. Comúnmente se conoce a este dolor muscular como agujetas y no estaría considerado una lesión real.
- **Contracturas:** Son lesiones que se producen por la sobrecarga que recibe un músculo durante un tiempo prolongado, aunque también por estrés, nerviosismo o por cansancio. Estas causas producen nódulos que pueden notarse al tacto.
- **Calambres:** Aparecen en los músculos de los antebrazos y los gemelos sobre todo. Son contracciones musculares involuntarias de varios grupos de fibras originadas por trastornos circulatorios o por la pérdida de sales minerales al realizar un esfuerzo físico.

Por elongación

- **Distensiones:** Son lesiones también conocidas como tirones que se producen como consecuencia de un sobreestiramiento del músculo.

- **Contusión:** Esta lesión se produce cuando el músculo golpea contra una estructura sólida, normalmente en la práctica de deportes de contacto.

- **Desgarro fibrilar:** Consiste en una rotura de un conjunto de fibras musculares que produce dolor e incapacidad de continuar con el ejercicio a la persona a quien afecta.

- **Desgarro total:** Esta lesión es común en los miembros inferiores del cuerpo humano y consiste en una rotura de las fibras que afecta a todo el músculo produciendo un intenso dolor y apareciendo un hundimiento en la zona. Debe tratarse de forma quirúrgica.

Tratamiento de una lesión muscular

- En toda lesión aguda (deportiva o no) el tratamiento en esta fase es la aplicación de hielo sobre el área afectada después de lesión hasta 48 o 72 horas después. Si no hay hielo a mano, puede utilizarse una lata de refresco o lo más frío que se tenga al alcance. Deberá colocarse un pañuelo o algo entre la piel y el objeto frío, para evitar quemaduras por frío, esto además de disminuir la inflamación produce una leve analgesia local. Reposo absoluto e inmovilización de la zona afectada. Además, puede colocarse un vendaje compresivo, pero no tanto que vaya a «corta la circulación».

- En esta fase está contraindicado cualquier tipo de masaje, calor, almohadilla eléctrica, o la aplicación de geles, ungüentos o cremas mentoladas o refrescantes.

Tipos de lesiones articulares

Dentro de las lesiones de la articulación se puede distinguir:

Esguinces

Los ligamentos son estructuras en forma de cordón que refuerzan las articulaciones. No son elásticos, de manera que, si se alargan en exceso, no vuelven a recuperar su longitud inicial. El esguince no es más que una distensión violenta de una articulación que provoca el estiramiento, a veces el desgarro, de los ligamentos. El mecanismo de producción es una flexión o una extensión de la articulación más allá de sus límites normales, generalmente como producto de apoyos incorrectos. Las articulaciones que suelen afectarse con más frecuencia son tobillos, muñecas y dedos.

Los síntomas que presentan son:

- Dolor en el lugar de la lesión que se acentúa con los movimientos.
- Hinchazón.
- Pérdida de fuerza.

Los tratamientos más habituales para este tipo de lesiones son:

- Aplicación de frío en la zona si la lesión es reciente.
- Mantener la zona lesionada en posición elevada.
- Inmovilización de la articulación con una férula o vendaje.
- Reposo absoluto de la articulación.

- Se pueden prevenir en parte estas lesiones calentando y protegiendo aquellas articulaciones que han sufrido alguna lesión, pues es habitual que se resientan aquellas zonas que ya han padecido algún tipo de problema. También hay que fortalecer los músculos que la rodean con el fin de que tenga más estabilidad.

Hay tres tipos de esguinces de tobillo:

- Los esguinces de primer grado que son el resultado de la distensión de los ligamentos que unen los huesos. La hinchazón es mínima y en dos o tres semanas se puede volver a practicar una actividad deportiva.
- Los esguinces de segundo grado, esto es, una rotura parcial con hinchazón inmediata. Se suele precisar de un período de recuperación que va de las tres a las seis semanas.
- Y los esguinces de tercer grado, que son los más graves, ya que suponen una rotura completa de uno o más ligamentos aunque raramente precisan cirugía. Se precisa de un período de ocho semanas antes de que los ligamentos cicatricen.

Luxaciones

La luxación es una dislocación o separación permanente de los extremos óseos de una articulación, perdiendo la superficie de contacto. La lesión principal consiste en el desgarro capsular con rotura o no de los ligamentos. El mecanismo de producción es también una flexión o extensión más allá de los límites normales o por un golpe directo sobre la articulación.

Los síntomas son:

- Dolor intenso.
- Hinchazón.
- Pérdida de fuerza e incapacidad para mover la zona afectada.
- Deformidad de la articulación.

Los pasos a seguir para sanar una luxación son:

- Inmovilizar la articulación evitando en lo posible su manipulación.
- Aplicar compresas frías o bolsas de hielo en la zona afectada.
- Visita al médico.

Glosario

Abdomen: Cavidad que se encuentra en el tronco y se extiende desde el diafragma hasta la parte inferior de la pelvis. Contiene la porción inferior del esófago, el estomago, el intestino, el hígado, el bazo y el páncreas.

Abdominales: Son esenciales tanto para tener una buena postura como para evitar problemas con la parte baja de la espalda y la zona lumbar. Los abdominales son también el centro de la belleza física. Cualquier persona con un estómago fino consigue un buen cuerpo.

Acción motriz: Aquellas actividades o sus resultados a los que se puede atribuir una intención. Lo que hace que la intencionalidad sea considerada como el rasgo distintivo para diferenciar la acción del simple comportamiento (movimiento observable sobre todo como reacción de un organismo a estímulos y a procesos del entorno). La acción también puede definirse como la más pequeña y más compleja unidad de actividad dirigida por la voluntad.

Ácido láctico: Es una sustancia producida por el músculo bajo ciertas circunstancias. Sin embargo puede ser producido sintéticamente por industrias de productos biodegradables de ácidos polilácticos.

Ácido úrico: Principal producto del metabolismo de las proteínas que se forma a partir de la xantina, por acción de la xantinooxidasa. La mayor parte de la formación del acido úrico tiene lugar en el hígado.

Adicción al ejercicio: Es un trastorno en el cual las personas realizan prácticas deportivas en forma continua, con un fanatismo prácticamente religioso, a punto tal de poner a prueba constantemente su cuerpo sin importar las consecuencias.

Adrenalina: Es una hormona vasoactiva secretada por las glándulas suprarrenales en situaciones de alerta. Se diferencia de la norepinefrina o noradrenalina en que ésta es un neurotransmisor, por lo tanto su efecto es más rápido y corto.

Aeróbico: Es todo aquel ejercicio que es capaz de estimular la actividad cardiovascular y respiratoria durante un tiempo, lo suficientemente largo, como para producir en nuestro cuerpo toda una serie de beneficios.

Agonista: Se dice de un músculo que ejerce la acción principal en un movimiento dado.

Agotamiento: Debilidad gradual de una o varias funciones, sin lesiones propiamente dichas, a consecuencia de un ejercicio excesivo que no permite la reparación conveniente de los aparatos correspondientes. Privación de energía con la consiguiente incapacidad para responder a estímulos.

Actividad física: Es todo tipo de movimiento corporal que realiza el ser humano durante un determinado periodo de tiempo, ya sea en su trabajo o actividad laboral y en sus momentos de ocio, que aumenta el consumo de energía considerablemente y el metabolismo basal, es decir, la actividad física consume calorías.

Anaeróbico: Es aquel ejercicio físico basado en «el metabolismo anaerobio», el que se lleva a cabo en ausencia de oxígeno, pero que la producción de energía y su rendimiento es menor que en el metabolismo aeróbico. Los ejercicios anaeróbicos son de corta duración y gran intensidad.

Anoxia: Es la falta casi total de oxígeno en un tejido. La anoxia puede ser debida a patología pulmonar; a la disminución o alteración de la hemoglobina que impide la fijación del oxígeno en cantidades suficientes; disminución de la circulación sanguínea o incapacidad de los tejidos de fijar el oxígeno.

Antagonista: Músculo que realiza una acción contraria a la de otro; como los músculos flexores son antagonistas de los extensores.

Atrofia muscular: La mayoría de los casos de atrofia muscular son ocasionados por inactividad. Las personas que tienen un trabajo sedentario y las de la tercera edad que no son muy activas pueden llegar a perder el tono muscular y desarrollar una atrofia significativa; sin embargo, este tipo de atrofia puede ser reversible con el ejercicio vigoroso. Las personas que están postradas en la cama pueden presentar un desgaste muscular significativo; igual como ocurre con los astronautas que, libres de la fuerza gravitacional de la tierra, pueden desarrollar una disminución del tono muscular y descalcificación ósea pocos días después de la ingravidez.

Calambre muscular: «Calambre» es el nombre común de un espasmo muscular, particularmente en la pierna. Los espasmos musculares se pueden presentar en cualquier músculo del cuerpo. Con el espasmo, los músculos se contraen involuntariamente y no se relajan. Los espasmos musculares por lo general se presentan cuando un músculo está sobre utilizado o lesionado. El hecho de hacer ejercicio estando deshidratado o con bajos niveles de potasio también puede predisponer la persona a espasmos musculares, algunos de los cuales se producen cuando el nervio que se conecta a un músculo se irrita. Los espasmos en la pantorrilla son comunes al patear durante la natación y también se pueden presentar en la noche mientras se duerme, mientras que los espasmos de la parte superior de la pierna son más comunes con actividades como correr o saltar. El espasmo en la columna cervical (cuello) puede ser un signo de estrés.

Calentamiento: Cuando los músculos están fríos se sienten tiesos y duros al realizar movimiento, no obstante, cuando entran en calor se sienten flexibles, delgados y fáciles de mover. Desde un punto de vista científico, sabemos que el calentamiento te ayuda a elevar la temperatura del cuerpo, incrementar tus pulsaciones, la presión sanguínea y el torrente sanguíneo hacia tus músculos periféricos. También, eleva la actividad enzimática para producir energía y ayuda a prepararte para los movimientos básicos de la natación.

Ciática: Es un trastorno nervioso que causa dolor en la parte baja de la espalda y las piernas. Su nombre proviene del nervio ciático, el más largo y ancho del cuerpo. Este nervio comienza en varios niveles de la columna vertebral y sus múltiples ramas se unen para formar un solo tronco nervioso. Éste se extiende hacia la rodilla, se divide en dos pequeñas ramas las cuales continúan hacia el pie. Su largo curso y gran tamaño hacen al nervio ciático particularmente vulnerable a la presión o daño, provocando dolor.

Cifosis: Se define la cifosis como una curvatura de la columna de 45 grados o mayor que se puede apreciar en una placa de rayos X. La columna vertebral normal presenta una curvatura de 20 a 45 grados en la parte superior de la espalda. La cifosis es una deformación de la columna vertebral y no debe confundirse con una mala postura. La cifosis postural es la más frecuente. A menudo son niños altos para su edad y da la impresión que realizan esfuerzos para disminuir su altura. En las mujeres se agrega el crecimiento mamario.

Condición física: Toda persona posee fuerza, resistencia, flexibilidad, coordinación y velocidad. Estas cualidades físicas básicas están desarrolladas de forma diversa en cada persona de acuerdo con el esfuerzo que debe realizar diariamente o en su actividad deportiva. El estado individual de las cualidades es el que determina la condición física. Todas estas características pueden mejorarse mediante el entrenamiento diario o constante. Un entrenamiento concreto puede influir sobre facultades desaprovechadas e incluso mejorarlas. Cuando se entrena de manera razonable, se pueden mejorar las debilidades físicas, llevando a la armonización de la condición física, así como también a una disminución del tiempo necesario para la recuperación del desgaste físico.

Contractura: Consiste en la contracción persistente e involuntaria de un músculo. Puede ser causa o consecuencia del dolor de espalda. En estos casos, la contractura aparece esencialmente cuando se exige al músculo un trabajo superior al que puede realizar, ya sea intenso y puntual -por ejemplo, un esfuerzo excesivo- o mantenido y menos intenso -por ejemplo, mantener unas horas una postura inadecuada-. Por otra parte, algunas anomalías de la columna vertebral o desequilibrios de la musculatura favorecen que unos grupos musculares estén trabajando constantemente más de lo necesario, lo que les predispone a contracturarse.

Contusión: Es la lesión producida por la fuerza vulnerante mecánica que se produce sin romper la piel y puede producir magulladuras o aplastamientos u ocultar otras graves lesiones internas.

Desgarro muscular: Ocurre cuando los músculos o tendones se estiran y se desgarran. Las distensiones a menudo son causadas al levantar algo pesado o al forzar demasiado un músculo. Generalmente afectan a los músculos del cuello, la espalda, los muslos o la parte posterior de la pierna (la pantorrilla). Algunas distensiones pueden volver a ocurrir, sobre todo las que ocurren en el cuello o la espalda.

Deshidratación: Se produce cuando el cuerpo no tiene tanta agua y líquidos como debiera y puede ser causada por la pérdida excesiva de líquidos, el consumo insuficiente de agua o líquidos o una combinación de ambos. La deshidratación se clasifica en leve, moderada o severa basada en el porcentaje de pérdida de peso corporal, siendo esta última una situación de emergencia potencialmente mortal.

Diaforesis: Es una sudoración profusa que no es provocada por la actividad física, una respuesta emocional ni temperatura ambiental alta.

Distrofia: Es un grupo de trastornos caracterizado por debilidad muscular progresiva y pérdida de tejido muscular.

Ejercicio físico: Es la actividad física recreativa, que se realiza en momentos de ocio o de tiempo libre, es decir fuera del trabajo o actividad laboral. Es una afición que obtiene una vivencia placentera, comunicativa, creativa y social de nuestras prácticas corporales.

Equimosis: Conocida popularmente como «moretón» o «hematoma», la equimosis proviene de un derrame sanguíneo subcutáneo donde se han roto capilares y vasos sanguíneos. La sangre derramada se infiltra y difunde por el tejido celular subcutáneo, dando a la piel un color que cambia conforme pasa el tiempo debido a la degradación de la hemoglobina (de rojo se convierte a amarillo, pasando por el azul y el verde).

Escoliosis: Es la alteración de la columna vertebral caracterizada por una desviación o curvatura lateral.

Esguince: Es la lesión de los ligamentos que unen los dos huesos que forman una articulación. Si la lesión es tan importante que el ligamento deja de poder sujetar los huesos en su posición y éstos se separan, se diagnostica una luxación.

Espasmo: Es un estrechamiento súbito y breve de un vaso sanguíneo, que puede reducir temporalmente el flujo de sangre a los tejidos que irriga.

Fatiga muscular: Cuando los procesos de adaptación muscular y orgánicos a las demandas continuas de un máximo rendimiento físico son deficitarios aparece el síndrome de fatiga crónica caracterizado por una pérdida de fuerza, hiperexcitabilidad muscular, alteraciones metabólicas, electrolíticas y neuroendocrinas que condicionan un importante grado de estrés físico y psíquico con una gran afectación muscular caracterizada por inflamación y daño tisular evolutiva que se hace más patente a medida que el grado de fatiga se prolonga.

Fractura: Solución de continuidad, parcial o total de un hueso, aun cuando corresponda a la realidad, por su misma simplicidad, no logra dar toda la significación patológica de lo que realmente ocurre en una fractura. Cuando ello sucede, todos los otros elementos del aparato locomotor resultan o pueden resultar igualmente dañados; se lesionan en mayor o menor grado articulaciones, músculos, vasos, nervios, etc., sea en forma directa por acción del traumatismo o indirecta como consecuencia de las acciones terapéuticas.

Hipoxia: Disminución del oxígeno en los tejidos del organismo. Se caracteriza por cianosis, taquicardia, hipertensión arterial, desvanecimiento y alteraciones del estado de conciencia. Los tejidos más afectados por la hipoxia son el cerebral y el cardíaco.

Lordosis: Es la excesiva curvatura de la porción lumbar de la columna, la cual da una apariencia inclinada hacia atrás.

Luxación: Se produce cuando, al aplicar una fuerza extrema sobre un ligamento, se separan los dos extremos del hueso. Las luxaciones también pueden afectar a una articulación, el punto en el que se unen dos o más huesos.

Osteoporosis: Es una enfermedad en la cual disminuye la cantidad de minerales en el hueso, perdiendo fuerza la parte de hueso trabecular y reduciéndose la zona cortical por un defecto en la absorción del calcio, lo que los vuelve quebradizos y susceptible de fracturas.

Paratonía: Es cuando no se puede relajar el tono de sus músculos de forma voluntaria; incluso en vez de relajarlos los contrae exageradamente. Este rasgo es el más característico de este trastorno.

Pronación: Movimiento del antebrazo que hace girar la palma de la mano hacia abajo hasta mostrar el dorso.

Resistencia: Es la cualidad que nos permite aplazar o soportar la fatiga, permitiendo prolongar un trabajo orgánico sin disminución importante del rendimiento.

Resistencia aeróbica: Es el tipo de resistencia en la que el oxígeno disponible es suficiente para la combustión de los substratos energéticos necesarios para la contracción muscular.

Sístole: Es la contracción del tejido muscular cardiaco. Esta contracción produce un aumento de la presión en la cavidad cardiaca, con la consiguiente eyección del volumen sanguíneo contenido en esa cavidad.

Stretching: Palabra inglesa que se refiere a un tipo de gimnasia suave que consiste en el estiramiento de los músculos. Dicho estiramiento acaba «tirando» de huesos y, además, de la mente, lo que produce relajación.

Supinación: Rotación del antebrazo y mano de tal manera que la mano mire hacia el frente o hacia arriba, y la correspondiente rotación de la antepierna y el pie.

Tono muscular: Es la capacidad que tiene un músculo para oponerse a una elongación, es decir es una contracción muscular sostenida.

Bibliografía

Bixler B, Jones RL, «High-school football injuries: effects of a post-halftime warm-up and stretching routine.» *Family Practice Research Journal*, 12(2): 131-139, 1992.

Evans RK, Knight KL, Draper DO, Parcell AC., «Effects of warm-up before eccentric exercise on indirect markers of muscle damage.» *Medicine and Science in Sports and Exercise*, 34(12): 1892-1899, 2002.

Garrett WE., «Muscle strain injuries.» *American Journal of Sports Medicine*, 24(6 Suppl): S2-S8, 1996.

eim GW, McHugh MP., «Flexibility and its effects on sports injury and performance.» *Sports Medicine*, 24(5): 289-299, 1997.

Kubo K, Kanehisa H, Fukunaga T., «Effect of stretching training on the viscoelastic properties of human tendon structures in vivo.» *Journal of Applied Physiology*, 92: 595-601, 2001.

Kubo K, Kanehisa H, Kawakami Y, Fukunaga T., «Influence of static stretching on viscoelastic properties of human tendon structures in vivo.» *Journal of Applied Physiology*, 90: 520-527, 2001.

Magnusson SP, Simonsen EB, Aagaard P, Gleim GW, McHugh MP, Kjaer M., «Viscoelastic response to repeated static stretching in the human hamstring muscle.» *Scandinavian Journal of Medicine and Science in Sports*, 5(6): 342-347, 1995.

Magnusson SP., «Passive properties of human skeletal muscle during stretch maneuvers. A review.» *Scandinavian Journal of Medicine and Science in Sports*, 8(2): 65-77, 1998.

Magnusson SP, Aagard P, Simonsen E, Bojsen-Moller F, «A biomechanical evaluation of cyclic and static stretch in human skeletal muscle.» *International Journal of Sports Medicine*, 19(5): 310-316, 1998.

Magnusson SP, Aagard P, Nielson JJ, «Passive energy return after repeated stretches of the hamstring muscle-tendon unit.» *Medicine and Science in Sports and Exercise*, 32(6): 1160-1164, 2000.

McHugh MP, Magnusson SP, Gleim GW, Nicholas JA, «Viscoelastic stress relaxation in human skeletal muscle.» *Medicine and Science in Sports and Exercise*, 24(12): 1375-1382, 1992.

Pope RP, Herbert RD, Kirwan JD, «Effects of flexibility and stretching on injury risk in army recruits.» *Australian Journal of Physiotherapy*, 44: 165-172, 1998.

Pope RP, Herbert RD, Kirwan JD, Grahan BJ, «A randomised trial of pre-exercise stretching for prevention of lower limb injury.» *Medicine and Science in Sports and Exercise*, 32(2): 271-277, 2000.

Safran MR, Garrett WE, Seaber AV, Glisson RR, Ribbeck BM, «The role of warm-up in muscular injury prevention.» *The American Journal of Sports Medicine*, 16(2): 123-128, 1988.

Safran MR, Seaber AV, Garrett WE, «Warm-up and muscular injury prevention. An update.» *Sports Medicine*, 8(4): 239-249, 1989.

Shellock FG, Prentice WE, «Warming-up and stretching for improved physical performance and prevention of sports related injuries.» *Sports Medicine*, 2(4): 267-278, 1985.

Shrier I., «Stretching before exercise does not reduce the risk of local muscle injury: a critical review of the clinical and basic science literature.» *Clinical Journal of Sport Medicine*, 9(4): 221.227, 1999.

Van Mechelen WV, Hlobil H, Kemper HCG, Voorn WJ, Jongh HR, «Prevention of running injuries by warm-up, cooldown, and stretching exercises.» *The American Journal of Sports Medicine*, 21(5): 711-719, 1993.

En la misma colección

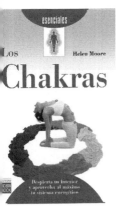

LOS CHAKRAS
Helen Moore
Despierta tu interior y aprovecha al máximo tu sistema energético.

Los Chakras son siete centros energéticos situados en el cuerpo humano. Su conocimiento nos llega a través de la cultura tibetana forjada a través de la experiencia personal de los maestros de Shidda Yoga. La energía del cosmos atraviesa nuestro cuerpo trabajando en esa red de centros energéticos sutiles. Los chakras captan esa energía del ser humano y la hacen circular hacia el macrocosmos. Los chakras nos conectan con nuestro mundo espiritual y de su equilibrio depende en buena medida nuestra salud. De nuestra capacidad para leer las señales de estos centros de energía y rectificar o corregir su trayectoria dependerá que podamos evitar determinados trastornos.

PNL
Clara Redford
Una guía práctica y sencilla para iniciarse en la programación neuroligüística

Con este libro descubrirá las técnicas básicas para comprender y practicar la programación neurolingüística en la vida diaria. La PNL es un método eficaz que trabaja el lenguaje para influir en los procesos cerebrales y una poderosa arma para realizar cambios en la vida, ya que gracias a este método cualquier persona puede desarrollar todas y cada una de las capacidades ocultas. Este libro es una guía práctica para realizar una serie de ejercicios que le servirán para (re)conocerse y poder cambiar así modelos de conducta mental y emocional por otros que le darán una mayor armonía y equilibrio.

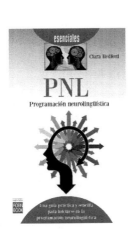

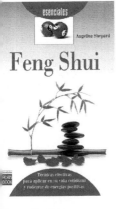

FENG SHUI
Angelina Shepard
Técnicas efectivas para aplicar en su vida cotidiana y rodearse de energías positivas

Feng Shui es una antigua ciencia desarrollada en China que revela cómo equilibrar las energías de un espacio para asegurar la salud y la buena fortuna de las personas que lo habitan. Este libro es una extraordinaria introducción muy práctica y sencilla a las formas de ubicación del Feng Shui. Aprenda a descubrir las técnicas de purificación para transformar su hogar en un espacio sagrado y distribuir los diferentes elementos de la casa para alcanzar el máximo bienestar.

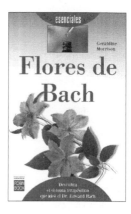

FLORES DE BACH
Geraldine Morrison

¿Sabía que los desequilibrios emocionales pueden tratarse con esencias florales? Son las llamadas Flores de Bach, un conjunto de 38 preparados artesanales elaborados a partir de la decocción o maceración de flores maduras de distintas especies vegetales silvestres. En efecto, emociones y sentimientos como la soledad, la timidez, la angustia, la intolerancia o el miedo pueden combatirse cuando perturban nuestro ritmo diario y trastocan nuestro equilibrio. Este libro reúne los conceptos fundamentales del sistema terapéutico ideado por Edward Bach con la finalidad de que cualquier persona pueda recuperar la armonía del cuerpo y de la mente a favor de un mayor bienestar.

PILATES
Sarah Woodward

Experimenta un nuevo estilo de vida y una nueva manera de pensar con el método Pilates, sin duda algo más que una serie de ejercicios físicos. Tal y como lo define su creador, Joseph Pilates, «es la ciencia y el arte de desarrollar la mente, el cuerpo y el espíritu de una manera coordinada a través de movimientos naturales bajo el estricto control de la voluntad». El método Pilates propone otra forma de realizar el trabajo muscular, dando un mayor protagonismo a la resistencia, la flexibilidad y el control postural. La mayoría de ejercicios se realizan mediante una serie de movimientos suaves y lentos que se consiguen a través del control de la respiración y la correcta alineación del cuerpo.

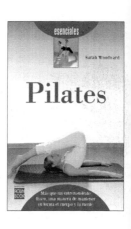

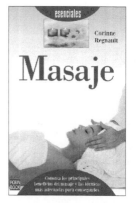

MASAJE
Corinne Regnault

Entre otros beneficios, el masaje facilita la eliminación de toxinas, activa la circulación sanguínea y linfática y mejora el aporte de oxígeno a los tejidos. También es útil para aliviar el estrés y estados de ánimo negativos, pues estimula la producción orgánica de endorfinas. Es, posiblemente, una de las herramientas terapéuticas más antiguas que ha empleado el ser humano para tratar estados de dolor. Y tradicionalmente se ha utilizado para aliviar o hacer desaparecer las contracturas y la tensión muscular. Este libro es un manual de uso básico que repasa los principales métodos utilizados para realizar un buen masaje y explica de manera muy práctica los pasos a seguir para realizarlo.

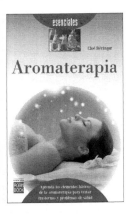

AROMATERAPIA
Cloé Béringer

Este libro es una invitación para adentrarse en el mundo de las esencias naturales que se extraen a través de las plantas. Cuando todo a nuestro alrededor transcurre muy rápido, cuando el entorno se vuelve cada día más exigente, parece obligado tomar un respiro y abandonarse a un tratamiento natural como este para restablecer nuestro equilibrio y armonía. Con la lectura de esta guía el lector conocerá las propiedades (analgésicas, antibióticas, antisépticas, sedantes, expectorantes o diuréticas) de cada una de las diferentes plantas de las que se pueden extraer los aceites esenciales y los beneficios físicos y psicológicos que se pueden derivar.

AYURVEDA
Thérèse Bernard

El método de salud más antiguo del mundo. Así es como se define el ayurveda. Desarrollado en la India hace ya más de 6.000 años, su nombre significa "conocimiento o ciencia de la vida". En efecto, se trata de crear equilibrio y fortalecer al tiempo las capacidades curativas del cuerpo humano. Su modo de abordar la salud desde un punto de vista holístico, esto es, integral, lo convierte en un método diagnóstico que tiene en cuenta todos los aspectos de la vida de una persona. Este libro es una introducción a la ciencia ayurvédica que le ayudará a desarrollar una mayor sensibilidad hacia su cuerpo, entendiendo la enfermedad pero también su origen. De modo que pueda conocer los aspectos físicos, psicológicos y espirituales de cada patología.

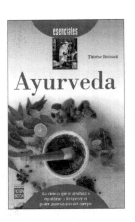

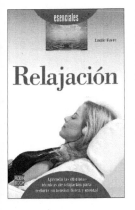

RELAJACIÓN
Lucile Favre

La relajación es un estado natural que nos proporciona un descanso profundo a la vez que regula nuestro metabolismo y nuestra tensión arterial. Pero llegar a ese estado es difícil debido al ritmo de vida al que nos vemos sometidos. Las técnicas de relajación liberan nuestras tensiones, tanto musculares como psíquicas, facilitan el equilibrio y nos proporcionan paz interior. Llegar a ese estado de bienestar y tranquilidad requiere tiempo y una cierta práctica. e ahí que este libro combine la exposición de los principales métodos contrastados para relajarse con una serie de ejercicios muy útiles que pueden conducirte a esa calma tan deseada.

Colección Esenciales:

Los puntos que curan - *Susan Wei*

Los chakras - *Helen Moore*

Grafología - *Helena Galiana*

El yoga curativo - *Iris White y Roger Colson*

Medicina china práctica - *Susan Wei*

Reiki - *Rose Neuman*

Mandalas - *Peter Redlock*

Kundalini yoga - *Ranjiv Nell*

Curación con la energía - *Nicole Looper*

Reflexología - *Kay Birdwhistle*

El poder curativo de los colores - *Alan Sloan*

Tantra - *Fei Wang*

Tai Chi - *Zhang Yutang*

PNL - *Clara Redford*

Ho' oponopono - *Inhoa Makani*

Feng Shui - *Angelina Shepard*

Flores de Bach - *Geraldine Morrison*

Pilates - *Sarah Woodward*

Relajación - *Lucile Favre*

Masaje - *Corinne Regnault*

Aromaterapia - *Cloé Béringer*

Ayurveda - *Thérèse Bernard*

Plantas Medicinales - *Frédéric Clery*

Bioenergética - *Eva Dunn*

El poder curativo de los cristales - *Eric Fourneau*

Hidroterapia - *Sébastien Hinault*

Zen - *Hikari Kiyoshi*